实用护理系列

# 临床护理
# 综合思维能力训练

主审　朱爱勇
主编　宋莉娟　杜　苗

操作流程图
操作评价表
自 我 测 试

NURSE

上海交通大学出版社
SHANGHAI JIAO TONG UNIVERSITY PRESS

**内容提要**

　　本书主要针对当前护生临床思维欠缺,对于知识的综合运用以及技能的应用能力不强这一特点,从技能开始逐步过渡到疾病以及包含病情进展的综合案例,逐步培养护生的临床思维与思辨能力。全书以护生应知应会的基本操作技能为中心展开,每项技能附以多个案例,让护生从临床真实案例出发,在掌握基本技能的基础上融入临床思维,在案例分析中提升操作技能与临床思维能力。

　　本书主要针对高年级护生和临床低年资护士,在完成护理学专业课程的基础上,作为综合实训阶段的辅助读物,初步培养在各项操作技能训练中的临床思维能力,为进一步以疾病和患者为中心的临床思维能力训练奠定基础。扫描本书二维码,还可获得各项护理实施操作流程图、操作评价表以及自我测试题库。

**图书在版编目(CIP)数据**

　　临床护理综合思维能力训练/宋莉娟,杜苗主编.
上海:上海交通大学出版社,2025.7.—ISBN 978 - 7
- 313 - 32798 - 7

　　Ⅰ. R47

　　中国国家版本馆 CIP 数据核字第 2025ZV0190 号

**临床护理综合思维能力训练**

LINCHUANG HULI ZONGHE SIWEI NENGLI XUNLIAN

主　　编:宋莉娟　杜　苗

| | | | |
|---|---|---|---|
| 出版发行:上海交通大学出版社 | | 地　　址:上海市番禺路 951 号 | |
| 邮政编码:200030 | | 电　　话:021 - 64071208 | |
| 印　　制:上海新艺印刷有限公司 | | 经　　销:全国新华书店 | |
| 开　　本:787mm×1092mm　1/16 | | 印　　张:12 | |
| 字　　数:271 千字 | | | |
| 版　　次:2025 年 7 月第 1 版 | | 印　　次:2025 年 7 月第 1 次印刷 | |
| 书　　号:ISBN 978 - 7 - 313 - 32798 - 7 | | 电子书号:ISBN 978 - 7 - 89564 - 350 - 5 | |
| 定　　价:58.00 元 | | | |

# 编委会名单

# 前　言

　　在当今医学快速发展的时代,护理工作的重要性日益凸显。护理工作已从传统的单纯执行医嘱、提供基础护理服务,逐渐转变为以患者为中心、以科学思维为指导的综合性护理实践。在这一背景下,护理人员的临床思维能力显得尤为重要。临床思维不仅是护理人员应对复杂病情做出正确护理决策的核心能力,也是提升护理质量、保障患者安全的关键因素。然而,临床思维的培养并非一蹴而就,它需要系统的理论指导和实践训练。许多刚进入临床的护理专业学生和低年资护士往往缺乏系统的临床思维训练。他们面对复杂的临床问题时,容易陷入机械执行医嘱的误区,难以灵活应对临床问题。因此,如何培养护理人员的临床思维能力,成为当前护理教育和实践中的重要课题。

　　鉴于此,我们组织临床一线的护理工作者、行业专家与护理专业教师,结合临床真实案例,编写了《临床护理综合思维能力训练》,旨在帮助护理专业学生和低年资护士逐步掌握临床思维的基本方法和技巧,提升其在实际工作中的综合能力,更好地应对临床工作中的各种挑战。

　　本教材的编写以护士职业核心素养为导向,将"技术人才培养、技术创新研究、社会技术服务和科学技术文化引领"的职业教育办学目标融入其中。全书共分为七章,涵盖了护理临床思维概述以及基础护理技能、成人护理技能、妇产科护理技能、儿科护理技能、急危重症护理技能和社区护理技能的临床思维。每一章都结合具体的临床案例,详细介绍了临床思维的应用方法,并为每个案例设计了详细的思维解析,帮助学生深入理解案例背后的思维逻辑,从而在实践中举一反三,灵活运用所学知识。此外,本书还包含了自我测试环节,学生可以通过自我测试,检验自己对临床思维的理解和掌握程度,进一步巩固所学知识。

教材在编写、审定和出版过程中得到各参编单位和专家的指导与帮助,在此深表感谢! 由于编者水平有限,疏漏和不当之处敬请广大读者批评指正。

本书编委会

2025 年 3 月于上海

# 目 录

# 第一章　护理临床思维概述

## 第一节　护理临床思维的理论基础与概念解析

### 一、思维

思维是人脑对客观事物进行间接和概括性反映的过程，是认知过程的高级阶段。心理学认为思维过程实际上是分析和综合活动，是对事物进行抽象、概括、归类和比较，并将其进行系统化和具体化的过程。信息论的观点认为，思维是对新输入的信息与脑内储存的知识经验进行一系列复杂的心智操作过程。复旦大学心理学教授林崇德提出，思维是人们智力的核心，思维结构的不同是个体之间智力差异的根本原因，思维品质是人类智力活动中智力特点在个体身上的主要表现，具有灵活性、独创性、敏捷性、深刻性和批判性等特征。思维主要体现为能够深入思考问题，善于对信息概括归纳，具有较好的逻辑抽象性，能够从事物现象综合分析，总结其本质和规律，能够全面、灵活地思考问题。而思维的概括性表现为它对一类事物非本质属性的摒弃和对其共同本质特征的反映。

### 二、临床思维

临床思维是人文社会科学和行为科学知识的辩证统一，是指训练有素的医生应用科学的、合乎逻辑的思维方法和程序进行的临床推理，根据已知的科学知识和原理，结合患者临床信息建立诊断和鉴别诊断，做出临床决策的过程。对临床思维的理解是一个逐渐发展的过程，最早理解为临床诊断思维，之后又有学者提出临床诊断思维和治疗思维。近年来，国内外很多学者建议使用现代临床思维概念，即运用医学科学、自然科学、人文社会科学和行为科学的知识，以患者为中心，通过充分地沟通和交流，进行病史采集、体格检查和必要的实验室检查，获得第一手资料，结合其他可利用的最佳证据和信息，以及患者的家庭和人文背景，根据患者的症状等多方面信息进行批判性分析、综合、类比、判断和鉴别诊断，形成诊断、治疗、康复和预防的个性化方案，并予以执行和修正的思维过程和思维活动。尽管临床思维定义尚未统一，但总体而言，狭义的临床思维主要将其视为临床诊断思维与临床治疗思维的结合。而广义的临床思维则更能适应现代医学模式转变的需要，有利于通过多种形式开展医学教育工作，提高医学专业人员的临床综合能力。

# 第二节  临床思维的核心特性与决策过程

## 一、临床思维的特点

### (一) 不确定性

医学家威廉·奥斯勒(William Osler)曾有一句名言:医学是一门有关"不确定性"的科学和"概率"的艺术。临床思维的不确定性往往是由临床问题本身的特征所决定的。例如:"患者主诉心悸,常有焦虑的感觉,体格检查发现血压增高、心率增快。"据此,我们会思考此类问题是否可靠? 该患者是否有病? 如果有病是什么病? 临床问题往往边界模糊,难以明确界定且对问题的分析推理应在每个步骤中进行,每个步骤也存在不确定性,从不同路径思考其临床诊断的思路往往会导致很大分歧。从逻辑学角度看,"概念""命题""推理"三大思维在临床医学领域都可以是不确定的,或者是具有一定的"模糊性"。因此,临床实践中更多采用模糊逻辑或多值逻辑来做出临床决策,解决临床问题。

### (二) 个体差异性

每种疾病虽然存在共同的规律和特征,但这些规律和特征表现在具体患者身上却是千差万别,即存在明显的个体差异。因此,在临床思维中既要掌握共同规律,又要重视每个患者的个体差异,识别那些具有"不典型"临床表现的病例。在临床治疗决策上更应充分考虑患者的个体差异,针对患者具体情况,采用不同的"个体化"治疗方案。

### (三) 病程动态性

临床实践中的"诊断"往往只有相对正确性。随着病情发展和进化,"诊断"和"治疗"往往会随之发生动态变化。医生应不断观察患者的种种反应,注意调整治疗方案,增强疗效,促进患者康复。反之,如果医生的思维认知固定在疾病的某一阶段或诊断治疗的某一固定模式上,则会导致误诊、误治。因此,临床思维并非固定不变,而是一个反复观察、思考和验证的动态过程。

### (四) 逻辑与非逻辑的统一

临床思维是一个逻辑思维过程,又包含一些很重要的非逻辑因素。临床思维的非逻辑因素至少表现为两方面:一方面是医生作为思维的主体方面,除了有逻辑推理之外,还可能有"意会知识""直觉"以及尚未或不能用明确的概念表达的"个体经验"等非逻辑性成分在起作用;另一方面则是患者作为医疗的对象,即客体方面,具有社会心理性。临床判断不仅由逻辑推理所决定,还要考虑到伦理学问题和社会经济情况等内容。各种各样的感情因素(如医生、患者、患者家属以及单位)和价值因素,都有可能影响认识和判断。正因如此,不能仅在生物学模式的范围内考虑临床思维,而应在生物-心理-社会医学模式的更广阔范围内来研究和提高临床思维。

### (五) 周期短,重复多

与其他科学研究的认识活动相比,临床思维具有周期短、重复机会多、正误验证快的特点。医生能在比较短的时间内,在临床实践中重复多次从感性具体到达思维具体的不断深化的认识过程,并有机会用实践结果反复检验自己的主观认识是否与客观实际相符,这对于提高临床思维能力极为有利,应当自觉加以利用。

正确的思维来自实践。经过临床实践之后,善于思考、总结者往往能充分利用临床思维周期短、重复多、见效快的特点,通过较短时间的实践活动,充分锻炼自己的辩证思维能力,弥补知识与经验的不足,从而在实践中不断提升和完善。

## 二、临床思维的一般过程

临床思维是一个从感性认识到理性认识、从理论到实践的过程。这个过程可分为四个阶段,即认知、判断、决策和验证。

### (一) 认知

临床资料的收集过程即认知阶段。此阶段是临床思维的第一阶段,也是关键性阶段。这个阶段可能是护患的第一次见面,护士通过沟通交流、评估等开始资料收集工作。首先,护士会通过查看患者的病史资料、医嘱、护士记录、交班记录或其他现有信息初步了解患者的情况。其次,护士会决定接下来需要收集哪些新的信息资料,采用哪些资料收集的方法,通常包括健康评估、患者家属或朋友担心的问题等。最后,护士通过知识与实践的结合,即结合比较全面的病史询问和查体,在逐步了解病史和体征特点的过程中考虑可能存在的各种诊断,并据此反复问查,以求鉴别依据,从诸多可能的诊断中逐渐缩小范围。这个认知过程也具有反复性。

### (二) 判断

判断是指分析资料并做出临床或护理诊断的过程,是临床思维的主体阶段。该阶段是护士对收集的线索进行仔细地整理分析,发现与正常值有偏差的情况,且需要将目前情况与之前的资料进行对比分析、归类整理并进行推理和提出假设。护士将根据干预方案预估可能产生的效果,这被称为"预期效果评估"(Alfaro-LeFevre,2009)。在此阶段,护士需对收集到的所有信息进行综合分析和处理,通过综合推理对患者的问题做出最终决定性诊断,找出患者最紧迫的问题或情况,这也是确定护理目标和护理计划的重要前提。

这一过程中可运用多种思维分析方法,常用方法如下:

1. 顺向思维　以患者的典型病史、体征特征以及某些辅助检查结果为依据,直接做出诊断。即顺着问题的直接指向去思考,一般是诊断比较典型疾病时常用的方法。

2. 逆向思维　根据患者病史及体征的某些特点,提出可能属于某个范围内的某些疾病,然后根据进一步检查或某些辅助检查,否定其中的大部分,筛选出某种或几种可能的疾病。逆向思维是对较疑难病例常用的方法,与顺向思维相比具有以下特点:①否定性,即否定认识的绝对化,从相反方向加以思考;②独特性,即求得与众不同的新认识,所追求的是开拓、独到;③创新性,即没有固定的思维程序,而是在多种可能中摸索、试探,以求得对客体的全新认识。

3. 肯定之否定　有时为了确定诊断,需用"肯定之否定"的思维方式来排除某些疑诊。即对某种疑似诊断,先假定其成立,以此为前提来解释患者的全部病史和体征。若在阐释过程中发现存在逻辑矛盾,也即通常所说不能用该诊断解释全部的临床表现,那么便可据此否定该诊断。

4. 否定之否定　诊断初步成立之后,为了进一步证实其准确性,可用此种思维方式。临床思维是肯定与否定观点的统一。在临床诊断中要做出肯定的判断,而任何一个肯定判断本身就包含着否定判断。如果假定诊断不成立,而患者的病史及体征以其他疾病解释均不能成立,则证明原诊断成立。

5. 差异法　在临床思维中,无论采用何种思维方式,都必须以差异法为基础。随时注意不同类、种、型疾病的差异,以及不同患者的特点,抓住其特殊性。

在临床复杂病例的诊治中,这些思维方式往往是综合、交错应用的。首先,根据病史和体征要点划定疑诊范围,以逆向思维方法逐一排除其他,提出几个疑诊;其次,通过肯定之否定方法排除近似疾病;最后,以否定之否定方式进一步验证和确定诊断。

### (三) 决策

决策是指根据判断制订治疗和护理计划的过程。决策是思维的目的,决策的根据是判断,也是对思维过程的检验和修正过程。护士在此阶段应根据紧迫性决定护理目标的重点,选择最合适的干预方案,并决定谁最适合执行该干预方案,需要通知哪些部门或人员进行配合等。

1. 对诊断已确定者　根据诊断、疾病类型、病程、并发症、体质、年龄等采取相应的处理。

2. 对诊断有疑问或疑似诊断者　除对疑诊疾病采取相应处理,还应兼顾其他不能排除的疾病,同时还应不妨碍进一步确诊,不掩盖病情变化。有时治疗有诊断意义,即所谓诊断性治疗。

3. 对诊断不明者　如果病变发展不危及生命、无痛苦、不影响功能和治疗效果,可以选择观察并定期随诊。

### (四) 验证

验证也称为评价,即通过治疗观察、特殊检查、病理检验等方式,对之前的思维过程进行验证;是通过观察病情的发展及治疗对护理诊断及计划的应验或修正过程。护士在此阶段需要重新评估患者的有关线索和当前状态,从而判断之前的护理干预措施效果,以及患者病情是否有所改善。验证一般贯穿于整个治疗护理过程。

## 三、临床思维与评判性思维

评判性思维作为护士临床综合能力的重要组成部分,已成为当代护理教育注重培养的核心能力之一。具有评判性思维的护理人员同样应重视其智力水平,重视其思考的深度和广度。对患者进行护理时,护理人员通过资料收集、综合分析、推理、判断和评估,大胆提出质疑、假设和推理,通过思考去除不相关、不连续、不符合逻辑的想法,提出并确定患者现存的和潜在的护理问题,落实正确的护理措施。由此可见,评判性思维有助于护理人员发现问题、分析问题和创造性解决问题。在实践中,通过大胆质疑、问题纠偏、经验总结,护理人员最终提出自己的推理和设想,从而在时间的推移中实现思维的提升。

临床思维经常与临床判断、解决问题、做出决定或评判性思维这些概念相混淆。虽然某种程度上临床思维与评判性思维有相似性，但也有本质区别。临床思维是一个循环过程，在这个过程中可导致一系列或螺旋上升的相关临床状况。临床思维也是一个从认知、判断、决策到验证的过程，被定义为是护士收集线索、处理信息、了解患者问题或情况，制订和实施干预措施、评估效果的过程，以及对该过程的反思和学习。因此，临床思维具有依赖评判性思维的特性，是认识能力和大脑情感习惯的复杂组合，是分析并获得想法的过程，同时会不断改进这个想法。这要求护理人员必须具有专业的知识、技能和素养，同时应具备评判性思维。

## 四、护理人员的思维品质

### （一）系统性

系统性是把研究对象放在系统中加以考虑，从而揭示系统运动规律和功能特征，以达到对事物的最佳处理。当前，整体护理的思维模式就集中体现了护理思维的系统性。它强调从人的整体性出发，考虑整体情况，包括社会关系、个人背景，以及所处的人文、社会及自然环境等情况。在对整体的结构、功能等进行初步综合的认识基础上，再进行要素与要素之间关系的具体分析，最后在此基础上进行整体的综合，从而建立必要的护理模型。

### （二）深刻性

深刻性是指在思维过程中，善于透过问题的现象而深入问题的本质，及时发现问题，抓住问题的关键，恰如其分地解决问题。由于护理人员工作涉及面广，患者病情又复杂多变，这就要求护士在思考、分析问题时尽量周密详尽，以杜绝差错的发生。

### （三）预见性

预见性是指人们利用现有的知识、经验和手段，对事物的未来状况预先做出推知和判断的思维特征。护理思维的预见性是建立在对思维对象发展必然性的认识基础上。

### （四）逻辑性

逻辑性是指在思维过程中，能严格遵守各种逻辑规则，条理清楚、层次分明、概念准确、判断有据、论证有理、始终如一。

### （五）敏捷性

敏捷性是指在思维过程中，思维活动迅速且果断。对问题的变化觉察快，应变能力强，具备"触类旁通"的能力，并有创新性。这是一种较为深刻且成熟的优秀品质，能够保证思维活动的高效率。

### （六）创造力

创造力是指护理人员在思维中，能够接受不同的观点，适应、修订或改变自己的思想、想法或行为，具备创造、发现或重新整理想法的能力和愿望，以及想象和转换的能力。

## 第三节 临床思维教育实践与能力发展

护理人员在临床工作中负责做出很多判断和决定,并参与多个临床案例的判断和分析,这对其综合素质和能力要求都极高。护理人员在应对具有挑战性的临床案例或情景时,不仅需要丰富而扎实的专业知识和技能,还需要具备较强的思维能力。临床思维技能的运用不仅对临床护理工作有益,更是对患者的治疗护理效果具有积极影响。2006 年,《新南威尔士州居民健康状况报告:首席卫生官报告》中描述,患者危重情况的发生通常与刚毕业护士缺乏临床思维能力有关。美国的相关研究表明,70%刚毕业护士的临床思维被评为"不安全"级别。例如,在紧急情况下需要同时处理大量信息时,他们很容易出错,往往很难区分"需要立即高度关注"和"没有那么紧急"的临床问题。但随着不断练习和临床经验的积累,他们的临床思维能力会得到良好的发展,一段时间后甚至会成为护理人员的直觉和本能反应。

### 一、螺旋式课程

临床思维的教学起点是师生之间对专业术语和重要概念的理解。通过螺旋式课程,随着时间推移和难度增加,不断提升学习者的认知和理解能力,从而实现临床思维能力的培养。因此,临床思维教学不应被视为是任何课程的"补充",相反应给予更多的教学时间,甚至需要更新和改现有课程的内容和教学方法。

在本科教学阶段的前 2～3 年,应侧重常见疾病的教学,以帮助学习者建立一个"疾病脚本"库,并且在整个培养中不断增加其复杂性。这类课程可以通过病例讨论或真实病例来完成,这是培养模式识别能力的重要基础。需要注意的是,应明确每个案例的核心教学点,以确保教学的一致性。鼓励学习者把从病史、体格检查和辅助检查结果中获取的信息归纳成问题清单,而不要直接进行鉴别诊断,这是临床推理教学的重要步骤。例如:①确认关键临床信息;②语义能力(精准理解医学术语并能够将信息有效整合);③将信息综合成问题(或"问题阐述",以简短的摘要形式表述案例);④建立问题之间的关联;⑤批判性思维,例如建立假设和排除假设;⑥制订一个将患者所有问题都考虑在内的护理计划。

在这一阶段,可以引入临床推理的相关概念。例如,基于证据的病史采集和体格检查等,但这并不是最有效的学习方法。学习者小组讨论可能更有利于临床推理能力的培养,但讨论过程中需要再次明确教学重点,以确保教学的一致性。

在本科学习的后期和毕业后教育的早期阶段,学习者已积累一定的临床经验,教学则应转向巩固知识,并更多反思自己的临床思维过程。此时的教学重点应致力于建立常见疾病的非典型表现和少见疾病的典型表现的知识库,该过程需要更多的临床经验以及在临床实践中强化临床推理过程。在这个阶段,可以教授双重认知理论和每种思维模式所使用的具体策略,可以练习认知模式识别的技能,同时了解认知偏差对决策的影响,也可以学习认知纠偏策略并接受人为因素工程学的系统化培训。随着新信息的不断增加,临床思维能力也在不断提升。

## 二、知识构建与能力提升

临床思维不是一项孤立的技能,而是高度依赖于知识储备和知识结构。因此,在教学中应鼓励学习者采用各种方法积累丰富且相互关联的知识,并通过不断"整合"储存为长期工作记忆,从而实现知识的高效存储。临床经验丰富的医护人员往往使用该方法高效处理和提取信息,在教学中可注重培养学习者此种能力,鼓励他们运用此法构建知识体系。

疾病脚本是丰富的临床经验与扎实的理论知识相结合的产物。学习者在临床思维中缺乏组织知识的能力,一般采用假设-验证思维;而临床经验丰富的医护人员往往会采用疾病脚本进行临床思维,并使用知识驱动的前瞻性思维和模式识别。这是学习者与具有丰富临床经验的医护人员之间存在较大的差异原因。随着学习者的临床经验不断积累和丰富,他们也会主动改变思维模式。因此,疾病脚本在临床思维的培养中极其重要,教师可通过多种方法鼓励学习者构建脚本,从而提升临床思维。例如,鼓励接触尽可能多的患者、讨论尽可能多的病例、有效地整合知识以及有策略地阅读等。当学习者置身于具体情境中直面患者所呈现的实际问题时,实质上是对知识进行概念化加工的过程。在此过程中,教科书里的各种知识得以被有逻辑、成体系地重新组织与回忆。

另外,知识建构也可采用概念图(或概念树),即通过概念图的形式帮助学习者运用与临床相关的方式整合知识。概念图不同于思维导图,是一种培养逻辑思维和学习能力的方法,通过将问题不断串联,建立关联,帮助学习者了解单个问题在整体中的定位,整个关联过程是将记忆有组织地进行建构,有助于学习者加深对事物的了理解,促进有意义的学习。

## 三、教学手段与方法

知识建构不仅是对专业知识的研究,同时需要有意识的实践、指导和反馈,以及从错误中学习的能力,即反思。因此,临床思维的培养是在理论指导下的教学实践。常见的教学方法与手段包括基于案例的教学干预以及反思与元认知策略。

### (一) 基于案例的教学干预

1. **以解决问题为目的的病例讨论**　要求多组学习者提前分析一个或多个临床案例,并重点讨论临床推理过程中的相关问题。

2. **护理查房**　是一种由专家介绍临床病例、分享推理策略的教学形式,讨论过程中临床信息分步骤呈现。在一项研究中,近 400 名四年级学习者采用这种方式学习了 23 个病例,并在课程前后使用诊断思维问卷(Diagnostic Thinking Inventory, DTI)评估个人临床推理能力,以评价该方法在临床推理能力培养中的作用。结果表明,学习者临床推理的灵活性和逻辑性有所提高。

3. **整合案例学习法**　该活动最初由临床教师做角色扮演,学习者在一旁观察,然后由两名学习者合演"护士"角色,而其他人则扮演不同的临床角色,其中也可适当引入标准化患者或标准化家属角色。随着案例讨论的进展,不确定性被不断展现(根据已有信息建立了假设），产生了鉴别诊断，从而进一步分析护理结果，"护士"向小组其他成员论证临床思维过程。对该教学方法的定性分析表明，这一过程似乎可以激发学习者对临床思维的兴趣，并有助于从见习向临床实习的过渡。

4. 模拟和复盘　该方法适用于高仿真模拟场景。通过复盘，学习者可以讨论他们在演练过程中的表现。这种方法已被用于急诊教学中训练临床思维和技能。目前，模拟医学已被广泛应用于多种场景教学中。

### （二）反思与元认知策略

临床思维会受病例及其发生背景的影响，这就要求学习者具备丰富的临床经验。学习者接触的病例越多，就越有能力解决新病例中的问题。因此，为学习者创造机会进行有效反思，可以提升临床推理能力。

1. "暂停"教学法　适用于角色扮演、模拟场景或真实临床教学过程中，教师在一旁观察学习者的表现，并在讨论的关键时刻暂停。询问学习者决策和行动的理由："你为什么问这个问题？""你对这个结果怎么看？会建立什么假设？"

2. 一分钟教学法　是一种基于工作的教学技术，适用于学习者刚接触患者时。一般包含 5 个步骤，这些步骤可以帮助学习者"拥有"问题并发现他们的不足。①让学习者注意力集中在正发生的事情上；②寻找支持证据，即"为何做出该决定"；③教 1～2 个通用的原则；④巩固和强化临床推理中做得很好的地方；⑤纠正 1～2 个推理错误。

## 四、反思与总结

研究表明，反思有助于解决实践中的难题。Donald Schön 认为，反思可能对行动产生直接影响。大多数用于教学的反思性学习工具都有助于回顾性反思，比如以案例为基础的讨论和重大事件的分析。然而，Schön 建议在临床实践过程中进行反思，这样可以增进互动效果。"在行动中反思"更有可能注意到异常情况，然后可以选择停下来思考，这是一种应对充满不确定性和复杂性的临床实践的学习策略。"停下来思考"作为一种反思性学习工具，有助于引导和促进临床实践中的"在行动中反思"，在教学中可结合假设-演绎推理模型使用，从而促进和提升学习者的临床思维能力。

正确的思维是科学决策的前提。临床思维教学是一种教学挑战，需要重新调整现有的教学体系，将课程结构、教学内容、教学目标和现代教育教学技术结合起来，强调临床思维、专业知识、人文素养和护理专业技能的结合。临床思维的教与学必须贯穿于护理专业教育教学的全过程，以螺旋式课程，将多种教学方法与手段融合，从而提升学习者的学习效果。

# 第二章 基础护理操作技术的临床思维

## 第一节 生命体征测量

生命体征是体温、脉搏、呼吸及血压的总称。生命体征受大脑皮质控制,是机体内在活动的一种客观反映,也是衡量机体身心状况的可靠指标。

### 一、学习目标

#### (一)素养目标

(1)能与患者有效沟通,尊重患者意愿。

(2)具备认真、审慎和关爱患者的态度。

(3)具有敬业、精益的工匠精神。

#### (二)知识目标

(1)能正确叙述体温、脉搏、呼吸、血压的正常值。

(2)能正确识别异常体温、脉搏、呼吸、血压。

(3)能正确描述并解释以下概念:体温过高、体温过低、稽留热、弛张热、间歇热、不规则热、心动过速、心动过缓、间歇脉、脉搏短绌、洪脉、细脉、交替脉、水冲脉、奇脉、高血压、低血压、呼吸增快、呼吸减慢、深度呼吸、潮式呼吸、间断呼吸。

#### (三)技能目标

(1)能结合治疗方案与患者病情,正确选择生命体征测量工具。

(2)能结合治疗方案与患者病情,正确选择生命体征测量部位。

(3)能结合治疗方案与患者病情,正确选择生命体征测量方法。

(4)能正确记录生命体征。

### 二、操作流程概述

#### (一)目的

(1)判断体温、脉搏、呼吸、血压有无异常。

(2)动态监测体温、脉搏、呼吸、血压的变化。

(3)协助诊断,为预防、治疗、康复和护理提供依据。

## （二）评估

1. 操作方案评估　包括生命体征测量的目的、频次等。若为患者进行入院评估及住院患者常规测量，用以判断生命体征有无异常，则选用无创工具，如体温计、无创血压计、表（有秒针）等，按要求进行间断测量；若为患者进行生命体征动态变化监测（如大手术后每小时测量一次生命体征），则可选用心电血压监护仪，进行连续测量；若为特大手术或严重休克患者实施生命体征监测，则可选用心电监护仪及有创动脉血压检测。

2. 患者评估　包括患者年龄、病情、意识、治疗情况、心理状态及合作程度，评估有无影响患者生命体征的因素。婴幼儿、精神异常、昏迷、口腔疾患、口鼻手术、张口呼吸者，禁忌口温测量；腋下有创伤、手术、炎症，腋下出汗较多，肩关节受伤或消瘦夹不紧体温计者，禁忌腋温测量；直肠或肛门手术、腹泻、心肌梗死患者，禁忌肛温测量。房颤患者，则同时测量患者心率、脉搏 1 分钟。持续观察血压者，应做到"四定"。呼吸微弱者，测量呼吸时可用少许棉花置于患者鼻孔前，观察棉花被吹动次数，计时 1 分钟。若患者有剧烈运动、进食、冷热饮、冷热敷、洗澡、坐浴、灌肠、情绪激动等影响生命体征测量的各种因素，应休息 30 分钟后再测量。

3. 测量部位评估　包括患者肢体功能和被测量部位皮肤情况。腋温、血压、脉搏的测量应选择健侧肢体，避开治疗侧肢体；测量部位皮肤应完整，无红肿热痛。

## （三）计划

1. 环境准备　病室安静整洁，温度适宜，光线充足。

2. 患者准备　了解生命体征测量的目的、方法、注意事项及配合要点；体位舒适，情绪稳定；避免影响生命体征的各种因素。

3. 护士准备　衣帽整洁，修剪指甲，洗手，戴口罩。

4. 用物准备　①治疗车上层：体温计（根据评估结果准备口表、腋表或肛表；备容器两个，一个为清洁容器盛放已消毒的体温计，另一个为盛放测温后的体温计；若为肛表，需另备润滑油、棉签、卫生纸）、血压计（根据评估结果选择合适的袖带）、听诊器、含消毒液纱布、表（有秒针）、记录本、笔、手消毒液。②治疗车下层：生活垃圾桶、医用垃圾桶。

## （四）实施

图 2-1-1　生命体征测量操作流程图

## （五）评价

图 2-1-2　生命体征测量操作评价表

# 三、案例详情与思维解析

## （一）案例一

患者，蒋××，男，65 岁，退休工人，身高 173 cm，体重 70 kg，已婚，育有一女。患者 10 天前在家中突感头痛，右侧肢体活动障碍，不能言语，随之意识不清，由 120 急救车送入急诊科。急诊头部 CT 检查提示：左侧基底节区脑出血。当天在急诊科行脑室外引流术，2 天后以入院诊断"左侧基底节区脑出血、高血压 3 级"收入神经外科。患者既往有原发性高血压 3 级，未规律服药，未监测血压。入院后给予降颅压、控制血压、营养支持等治疗。现患者脑室外引流管已拔除，意识清醒，精神差，言语欠清晰，闭口困难，记忆力、理解力、判断力均迟钝，右侧肢体活动障碍，肌张力稍高，右上肢肌力 1 级，右下肢肌力 3 级，生活不能自理，被动体位。今转至康复科继续治疗。您作为当班护士，请为患者进行入科评估。

1. 操作任务　测量患者生命体征，以评估是否存在异常。

2. 思维解析

1）操作方案评估　为患者入科健康评估进行生命体征测量，用于收集健康资料判断生命体征有无异常。因此，应选用无创工具进行一次性生命体征测量，例如水银体温计、无创血压计、表（有秒针）。

2）患者评估　患者因 10 天前"左侧基底节区脑出血"，经降颅压、控制血压、营养支持治疗后，现言语欠清晰、闭口困难、右侧肢体活动障碍，因此可选择左侧腋窝进行体温测量；脉搏应选择左侧桡动脉进行测量；患者为老年男性，以测量腹式呼吸为主（腹部一起一伏为一次呼吸），测量 30 秒；血压应选择左侧上肢进行测量。

3）健康教育　患者既往有原发性高血压 3 级，未规律服药，未监测血压，现患者虽言语欠清晰但意识清醒，在为患者测量生命体征的同时应加强血压监测与规律服用药物重要性的健康教育。

### （二）案例二

患者，李××，男，68 岁，农民，小学文化程度。患者反复心悸 5 年，近 1 个月再次发作，因乏力、胸闷、心悸、烦躁等不适入院。12 导联常规心电图检查提示房颤，心室率 106～192 次/分。入院查体：意识清醒，体温 37.2 ℃，脉搏 68 次/分，心率 100 次/分，呼吸 18 次/分，血压 155/90 mmHg，血氧饱和度 95%。既往高血压病史 10 余年。入院诊断：心房颤动，高血压。给予利伐沙班、美托洛尔、氨氯地平口服治疗，床旁心电监护，每天各测体温、脉搏、呼吸、血压 1 次。

1. 操作任务　遵医嘱予以体温、脉搏、呼吸、血压测量。

2. 思维解析

1）操作方案评估　医嘱予以患者体温、脉搏、呼吸、血压测量，每天 1 次，为间断性测量患者生命体征，故选用无创工具进行一次性的生命体征测量，例如水银体温计、无创血压计、表（有秒针）。

2）患者评估　患者意识清醒，无口腔疾患，可测量口温；入院时查体：脉搏 68 次/分，心率 100 次/分，说明患者存在脉搏短绌，测量脉搏时应由两名护士同时测量，一人听心率，另一人测脉率，计时 1 分钟；患者为老年男性，以测量腹式呼吸为主（腹部一起一伏为一次呼吸),测量 30 秒;患者既往高血压病史 10 余年,入院查体血压 155/90 mmHg,为患者测量血压应做到四定,即定时间、定部位、定体位、定血压计,有助于测定的准确性和对照的可比性。

3)健康教育 向患者解释心律失常者心率与脉搏的特点,心率、心律、脉搏监测的重要性及正确测量方法;向患者及家属解释持续观察高血压患者血压的意义与注意事项;指导患者注意劳逸结合,生活规律,保证充足的休息与睡眠,保持乐观、稳定情绪,戒烟酒,避免摄入刺激性食物如咖啡、浓茶等,避免饱餐。

### 四、临床思维要点

生命体征测量的临床思维要点在于将测量方案与患者疾病相结合进行思考,充分评估生命体征测量的目的,根据目的选择测量方案,并根据测量方案进行用物选择与准备;根据患者病情选择合适的测量部位、体位以及测量方法;给予相应的健康教育。

### 五、自我测试

自我测试 2-1-1

# 第二节 无 菌 技 术

无菌技术指在医疗、护理操作过程中,防止一切微生物侵入人体和防止无菌物品、无菌区域被污染的技术。

## 一、学习目标

### (一)素养目标

(1)能与患者有效沟通,了解患者需求。
(2)具有同理心,能从患者角度思考问题。
(3)具有慎独精神,自觉遵守无菌技术原则。

### (二)知识目标

(1)能正确描述无菌技术的概念。
(2)能正确阐述无菌技术操作目的。
(3)能正确阐述无菌技术操作原则。

### (三)技能目标

(1)能结合操作方案,选择无菌技术操作用物。
(2)能结合操作方案,完成无菌技术基本操作。

## 二、操作流程概述

### (一)目的

(1)保持无菌物品或无菌区域不被污染。

(2) 形成无菌区域以放置无菌物品,供治疗护理用。

(3) 保持无菌溶液的无菌状态,供治疗护理用。

(4) 防止微生物侵入患者机体。

### (二) 评估

1. 操作方案评估　包括无菌技术操作的目的。若为保持无菌溶液的无菌状态,则准备无菌盘,倒取无菌溶液;若为医务人员接触患者破损皮肤、黏膜,预防病原微生物侵入患者机体,应戴脱无菌手套。

2. 患者评估　根据患者治疗需求和操作部位特性,选择合适的无菌操作用物,确保感染防控效果和操作安全性。①若为患者进行伤口小换药,需用无菌药碗、棉球、镊子与纱布等,无菌持物钳需准备卵圆钳与短镊子,同时因换药需接触患者破损皮肤,需戴脱无菌手套。②若为人工气道患者吸痰,应准备吸痰盘、无菌药碗、无菌 0.9%氯化钠溶液,无菌持物钳仅需准备卵圆钳。

3. 环境评估　无菌技术操作要求环境清洁、宽敞,操作台干燥、平坦,物品布局合理、摆放有序;操作前半小时停止清扫,避免尘埃飞扬。因此,操作前应充分评估治疗室、病房环境,以满足无菌技术操作要求。

### (三) 计划

1. 环境准备　环境清洁、宽敞、定期消毒;无菌操作前半小时停止清扫,减少走动,避免尘埃飞扬;操作台清洁、干燥、平坦,物品布局合理。

2. 患者准备　了解无菌技术操作的目的、注意事项,配合护士完成环境准备。

3. 护士准备　衣帽整洁,修剪指甲,洗手,戴口罩。

4. 用物准备　①操作台:无菌持物钳/镊、无菌治疗巾、无菌治疗碗、无菌纱布、无菌棉球、无菌镊子/剪子、无菌溶液、消毒溶液、棉签、无菌手套、治疗盘、弯盘,必要时备开瓶器。②治疗车上层:快速手消毒剂。③治疗车下层:生活垃圾桶、医用垃圾桶。

### (四) 实施

🔵　图 2-2-1　无菌技术操作流程图

### (五) 评价

🔵　图 2-2-2　无菌技术操作评价表

## 三、案例详情与思维解析

### (一) 案例一

患者,汤××,男,60 岁,离休干部,高中文化程度。患者因"意识障碍 2 小时"由 120 急救车送至医院急诊。入院时血压 238/152 mmHg,急诊行脑 CT 检查,拟"蛛网膜下腔出血,脑内血肿形成,右动眼神经麻痹;高血压 3 级,极高危组"收入重症监护病房(intensive care unit,ICU)治疗。予以脱水降颅压、降血压、改善脑代谢、兴奋呼吸、止血治疗,放置硬膜下引流管,经口气管插管接呼吸机辅助通气,必要时吸痰,声门下吸引。您作为当班护士,请为患者准备吸痰盘。

1. 操作任务　为患者准备吸痰盘。

2. 思维解析

1) 操作方案评估　此次无菌技术操作的目的是形成无菌区域以放置无菌物品,倒取无菌溶液并保持其无菌状态,供气道吸痰使用。因此,需进行的无菌技术操作方案包括铺无菌盘、取无菌治疗碗、倒取无菌 0.9% 氯化钠溶液。

2) 患者评估　患者意识障碍、经口气管插管,需进行人工气道吸痰。严格无菌技术操作,吸痰盘内需无菌治疗碗 2 个,分别用于吸痰前湿润、试吸,吸痰后冲洗吸痰管。

3) 环境评估　为患者准备吸痰盘。该无菌技术操作仅涉及治疗室环境准备与操作台准备。因此,应做好治疗室与操作台环境评估。

### (二) 案例二

患者,张××,女,48 岁,教师。患者因"上腹部疼痛 6 个月,加重 1 个月",拟"胃癌"收入院。入院后在全麻下接受胃癌根治术,现为术后第 2 天。患者意识清醒,情绪平稳,主诉伤口轻度疼痛、可忍受,腹壁软;体温 37.2℃,脉搏 88 次/分,呼吸 15 次/分,血压 105/64 mmHg;手术切口长 10 cm,周围皮肤未见红肿热痛,切口处可见少许陈旧性渗血。医嘱予以伤口换药,护士进行用物准备并协助换药。

1. 操作任务　准备伤口换药用物并协助换药。

2. 思维解析

1) 操作方案评估　此次无菌技术操作的目的是形成无菌区域以放置无菌物品,倒取无菌溶液并保持其无菌状态,在接触患者破损、黏膜时预防病原微生物通过医务人员的手污染伤口。因此,需进行的无菌技术操作方案包括:铺无菌盘、取无菌治疗碗、倒取无菌溶液/消毒溶液、戴脱无菌手套。

2) 患者评估　患者意识清醒;伤口轻度疼痛,无红肿热痛,可见少许陈旧性渗血。为清洁伤口,按清洁伤口换药准备用物;手术切口长 10 cm,根据伤口大小准备大小与数量合适的纱布、消毒棉球。

3) 环境评估　为患者准备伤口换药用物,并协助换药。该无菌技术操作涉及治疗室、操作台与病房环境准备,特别是病房环境应做好全面评估与准备,必要时用屏风遮挡。

4) 健康教育　换药前半小时嘱患者停止一切清扫、清洗活动。换药期间,嘱家属减少走动,避免尘土飞扬;嘱患者尽量减少移动,避免造成无菌区域污染。嘱患者咳嗽时用手捂住伤口,减轻张力,减少伤口出血;嘱患者避免伤口碰水,避免伤口感染。

### 四、临床思维要点

无菌技术操作的临床思维要点在于将操作目的与患者具体情况相结合进行思考,充分评估后选择合适的操作方案,根据操作方案进行用物选择与准备;根据无菌物品的种类、包装以及灭菌方式标注有效时间;根据无菌技术操作所涉及的场景进行环境准备;给予相应的健康教育,避免无菌区域污染。

### 五、自我测试

自我测试 2 - 2 - 1

# 第三节 皮 内 注 射

皮内注射术是将小量药液或生物制品注射于真皮层的技术。

## 一、学习目标

### (一) 素养目标

(1) 能与患者有效沟通,缓解患者焦虑情绪。

(2) 具有同理心,能从患者角度思考问题。

(3) 具有爱伤观念,降低患者的创伤。

### (二) 知识目标

(1) 能正确描述皮内注射术的定义。

(2) 能正确阐述皮内注射的目的。

(3) 能正确阐述皮内注射的原则。

(4) 能准确说出不同皮试液配置的方法。

### (三) 技能目标

(1) 能正确掌握不同药物的配置与使用剂量。

(2) 能结合治疗方案与患者病情,选择合适的穿刺部位。

(3) 能正确掌握皮内试验结果的判断,并正确记录试验结果。

(4) 能掌握过敏性休克的急救措施。

## 二、操作流程概述

### (一) 目的

(1) 药物过敏试验,以观察有无过敏反应,如青霉素过敏试验、头孢菌素类药物过敏试验、破伤风抗毒素过敏试验等。

(2) 预防接种,如卡介苗接种。

(3) 局部麻醉的先驱步骤。

### (二) 评估

1. 治疗方案评估 包括皮内注射的目的、不同药物的配置方法和使用剂量。以青霉素皮内试验液的配制及试验方法为例:皮内试验药液为每毫升含 200～500 IU 的青霉素等渗盐水,以 0.1 ml(含 20～50 IU)为注入标准。各地对注入剂量的规定不一,以 20 IU 或 50 IU 为例,具体配制方法如表 2-3-1。

表 2-3-1 青霉素皮内试验液的配制方法

| 青霉素钠 | 加 0.9%氯化钠溶液(ml) | 青霉素含量(IU/ml) | 要点与说明 |
|---|---|---|---|
| 40 万IU | 2 | 20 万 | 用 5 ml 注射器,6～7 号针头 |
| 取上液 0.1 ml | 0.9 | 2 万 | 用 1 ml 注射器,6～7 号针头 |
| 取上液 0.1 ml | 0.9 | 2 000 | 每次配制时均需将溶液混匀 |
| 取上液 0.1 ml 或 0.25 ml | 0.9 或 0.75 | 200 或 500 | 配制完毕换接 4½ 号针头,妥善放置 |

曾用者青霉素者须停药 3 天后再用药,或使用中更换药物批号时须重新做过敏试验。若已知患者有青霉素过敏史,不宜再做过敏试验。青霉素皮内试验结果为阳性者,禁用青霉素,并应在医嘱单、病历卡、体温单、床头卡、注射卡、门诊卡上醒目标明"青霉素阳性",同时告知患者本人及家属。青霉素水溶液极不稳定,放置时间过长,除药物被污染或药物效价降低外,还可分解产生各种致敏物质引起过敏反应。因此,使用青霉素应现用现配。配制试验液或稀释青霉素的等渗盐水应专用。

2. 患者评估 包括患者的年龄、病情、意识状态及营养状况等,心理反应、情绪及配合程度,以及是否了解皮内注射的目的、方法、注意事项及配合要点。若进行药物过敏试验,应详细询问用药史、过敏史、家族史、是否空腹。若进行预防接种,应详细询问是否有发热及发热以外的其他不适症状、是否处于疾病的急性期。

3. 穿刺部位评估 评估穿刺部位皮肤情况。药物过敏试验常选用前臂掌侧下段,因该处皮肤较薄,易于注射,且此处皮色较淡,易于辨认局部反应。预防接种常选用上臂三角肌下缘。局部麻醉时需明确实施麻醉的具体皮肤区域,重点核查该区域的皮肤完整性、解剖条件及感染风险。

(三) 计划

1. 环境准备 病室安静整洁,温度适宜,光线充足。

2. 患者准备 了解皮内注射的目的、方法、注意事项及配合要点。若进行药物过敏试验,应详细询问用药史、过敏史、家族史、是否空腹。

3. 护士准备 衣帽整洁,修剪指甲,洗手,戴口罩。

4. 用物准备 ①治疗车上层:皮试治疗单、注射盘(无菌棉签、酒精棉球、75%酒精、砂轮等)、无菌治疗巾、溶液及药物(根据医嘱准备)、注射器(根据药物准备)、弯盘、手消毒剂。②治疗车下层:锐器盒、生活垃圾桶、医用垃圾桶。③其他:备急救药物与设备。

(四) 实施

图 2-3-1 皮内注射操作流程图

（五）评价

图 2-3-2 皮内注射操作评价表

## 三、案例详情与思维解析

### （一）案例一

患者,高××,男,68岁,退休职工,身高172cm,体重72kg,已婚,育有一子。患者于入院前三天受凉后,感全身不适。次日突起畏冷半小时后,继而发热。在家自测体温达38.2℃,伴咳嗽,吐少量黄稠痰,自服酚麻美敏片退烧。发热持续2天不退,于昨日起自觉呼吸困难,痰量增多。自发病起自觉全身胀痛,有头痛,口渴,微汗。为求彻底治疗,遂来我院门诊就诊,门诊以"大叶性肺炎"收住入院。本次发病以来,患者食欲明显减退,不能坚持劳动。但无咯血、盗汗、乏力,尿少色黄,大便秘结。患者否认家族性疾病史,否认其他重大手术、外伤病史,预防接种史不详,无输血、药物、食物过敏史。长期医嘱予以青霉素240万IU+0.9%氯化钠注射液100ml静脉滴注,每天2次;临时医嘱予以青霉素皮试,立即执行!请遵医嘱先予以青霉素皮试。

1. 操作任务　遵医嘱予以青霉素皮试,立即执行!

2. 思维解析

1）治疗方案评估　患者因肺炎入院,医嘱予以长期青霉素静脉滴注抗感染。因青霉素使用时较易发生过敏反应,故需先行青霉素皮试,皮试液应现用现配。在进行青霉素皮试时,需准备好急救药物与设备,同时观察患者的反应。

2）患者评估　询问患者的用药史、过敏史、家族史。若患者已知青霉素过敏则不可再做青霉素皮试;评估患者前臂掌侧下段皮肤是否完好,注射时需避开红肿、瘢痕、结痂等皮肤异常处;评估患者是否空腹,以区别因低血糖出现的头晕眼花、出冷汗、面色苍白、恶心等反应。

3）健康教育　皮试观察期间嘱咐患者不可用手拭去药液和按压皮丘;20分钟内不可离开或剧烈活动;如有不适须及时打铃呼叫。

### （二）案例二

患儿,张××,女,21天,身长56cm,体重3.8kg。出生后患儿因肺炎住院治疗2周,痊愈后于上周出院。现患儿食欲佳,两便好,今至定点医院预防接种处接种卡介苗。

1. 操作任务　卡介苗接种。

2. 思维解析

1）治疗方案评估　卡介苗能预防儿童结核性脑膜炎和粟粒型结核。受种者如无禁忌,应当接种此疫苗。未接种人群中,≤3月龄者可直接接种;>3月龄者须先做结核菌素试验,阴性者方可接种;≥4 岁人群不再接种卡介苗。

2)患者评估  患儿出生 21 天后可以直接接种卡介苗,无须做结核菌素试验。评估患儿是否有发热及发热以外的其他不适症状、是否处于疾病的急性期。卡介苗接种部位常选上臂三角肌下缘,需评估患儿局部皮肤是否完好,注射时应避开红肿、瘢痕、结痂等皮肤异常处。

3)健康教育  接种后应在接种单位的留观区域观察 30 分钟。接种 2 周左右,局部可出现红肿浸润,若随后化脓,可形成小溃疡;小溃疡可用紫药水涂抹防止感染,8～12 周后可结痂痊愈。少数受种者可出现局部淋巴结肿大,极少数出现局部淋巴结化脓、溃疡,必要时可与接种单位联系。

### 四、临床思维要点

皮内注射的临床思维要点在于将操作与药物相结合进行思考,充分了解操作的目的与药物的配置方法;根据药物的使用方法和禁忌证对患者进行适当的评估;出现不良反应(如过敏性休克)时能给予急救措施;给予相应的健康教育。

### 五、自我测试

自我测试 2-3-1

# 第四节  皮 下 注 射

皮下注射术是将少量药液或生物制品注入皮下组织的技术。

## 一、学习目标

### (一)素养目标
(1)能与患者有效沟通,缓解患者焦虑情绪。
(2)具有同理心,能从患者角度思考问题。
(3)具有爱伤观念,降低患者的创伤。

### (二)知识目标
(1)能正确描述皮下注射术的定义。
(2)能正确阐述皮下注射的目的。
(3)能正确阐述皮下注射的原则。
(4)能准确说出常见药物的使用方法。

### (三)技能目标
(1)能正确掌握不同药物的配置与使用方法。
(2)能结合治疗方案与患者病情,选择合适的穿刺部位。

（3）能正确选择皮下注射部位并定位。

（4）能掌握常见药物的患者宣教。

## 二、操作流程概述

### （一）目的

（1）需在一定时间内产生药效，而不能或不宜采用口服给药时。

（2）预防接种。

（3）局部麻醉用药。

### （二）评估

1. 治疗方案评估　包括皮下注射的目的，药物的性质、使用方法、配伍禁忌及不良反应等。

2. 患者评估　包括患者的年龄、病情、意识状态及营养状况等，心理反应、情绪及配合程度，以及是否了解皮下注射的目的、方法、注意事项及配合要点。

3. 穿刺部位评估　评估穿刺部位皮肤情况。皮下注射部位可选择上臂三角肌下缘、腹部、后背、大腿前侧及外侧。

### （三）计划

1. 环境准备　病室安静整洁，温度适宜，光线充足。

2. 患者准备　了解皮下注射的目的、方法、注意事项及配合要点。

3. 护士准备　衣帽整洁，修剪指甲，洗手，戴口罩。

4. 用物准备　①治疗车上层：皮下注射治疗单、注射盘（无菌棉签、酒精棉球、安尔碘消毒剂、砂轮等）、无菌治疗巾、药液（根据医嘱准备）、注射器（根据药液准备）、弯盘、手消毒剂。②治疗车下层：锐器盒、生活垃圾桶、医用垃圾桶。

### （四）实施

图 2-4-1　皮下注射操作流程图

### （五）评价

图 2-4-2　皮下注射操作评价表

## 三、案例详情与思维解析

### （一）案例一

　　患者，韩××，男，58 岁，退休职工，身高 176 cm，体重 76 kg，已婚，育有一女。患者 2015 年无诱因下出现口干多饮，于当地医院检查，后诊断为"2 型糖尿病"，予口服降糖药控制血糖（具体不详）。现因腰酸乏力、胸闷气促于门诊肾病科就诊。查血常规：红细胞计数 $3.00×10^{12}/L$（↓），血红蛋白 99 g/L；糖化血红蛋白 8.60%（↑）。肾功能：尿蛋白＋＋；血清尿素氮 29.57 mmol/L（↑）；血清肌酐 778.00 $\mu$mol/L（↑）；

血清尿酸 615.30 µmol/L(↑)。入院诊断：2 型糖尿病性肾病,2 型糖尿病。

长期医嘱予以门冬胰岛素早 15 IU、中 15 IU、晚 15 IU 皮下注射控制血糖。

1. 操作任务　遵医嘱予以门冬胰岛素早 15 IU、中 15 IU、晚 15 IU 皮下注射。

2. 思维解析

1) 治疗方案评估　患者因"2 型糖尿病性肾病,2 型糖尿病"入院,医嘱予门冬胰岛素早 15 IU、中 15 IU、晚 15 IU 皮下注射。门冬胰岛素是胰岛素类似物,冷藏于 2~8 ℃的冰箱中,不可冷冻,并避免光照;一般紧邻餐前注射,注射前需监测患者血糖,注意每次注射后必须卸下针头,否则当温度变化时就会有药液从针头漏出;注射后 30 分钟内需进食含有碳水化合物的食物;注意观察患者低血糖反应。

2) 患者评估　患者糖尿病史 7 余年,注射部位宜选择皮肤疏松部位,如上臂三角肌、臀大肌、大腿前侧、腹部等。腹部吸收胰岛素最快,其次分别为上臂、大腿和臀部。若患者参加运动锻炼,不要选择在大腿、上臂等活动的部位注射胰岛素。注射部位要经常轮换,长期注射同一部位可能导致局部皮下脂肪萎缩或增生、局部硬结。尽量每天同一时间在同一部位注射,并进行腹部、上臂、大腿外侧和臀部的"大轮换",如餐时注射在腹部,晚上注射在上臂等。在同一部位注射时,也需要进行"小轮换",即与每次注射点相距 1 cm 以上,且选择无硬结的部位;若产生硬结,可热敷,但要避免烫伤。

3) 健康教育　告知患者胰岛素的不良反应,着重强调低血糖的观察;注射胰岛素后患者不宜做剧烈运动,按饮食要求准时进餐,以免发生低血糖;观察注射部位皮肤有无瘙痒、硬结及脂肪凹陷等,做好日常皮肤卫生。

### (二) 案例二

患者,陈××,男,50 岁,职员,本科文化程度,身高 178 cm,体重 74 kg。患者因"经皮冠状动脉介入术后 10 年,咳嗽气喘 1 周余"入院。入院后完善各项检查,全麻下行冠状动脉搭桥术。术后患者生命体征平稳,遵医嘱予以床旁心电监护,鼻吸氧 4 L/min,身上留置有导尿管、心包纵隔引流管以及右颈静脉置管,心包纵隔引流管通畅,24 小时引流液为 120 ml。术后第 2 天,患者神志清楚,能配合操作。长期医嘱予以依诺肝素钠针 0.6 ml 皮下注射,每天 2 次。

1. 操作任务　遵医嘱予以依诺肝素钠针 0.6 ml 皮下注射,每天 2 次。

2. 思维解析

1) 治疗方案评估　患者为冠状动脉搭桥术后第 1 天,遵医嘱予以依诺肝素钠针 0.6 ml 皮下注射,每天 2 次。依诺肝素钠针为抗凝血药,主要用于防止搭桥血管发生阻塞,使用时需注意观察用药后反应(如局部胃肠道不适和全身出血),需密切观察全身皮肤状况及凝血酶原时间;观察手术切口及下肢取血管处伤口有无渗血;观察并记录引流液的量及性质,判断有无胸内出血或心脏压塞的预兆。一旦发现异常,应及时通知医师并协助处理。

2）患者评估　依诺肝素钠针使用时应于左右腹壁的前外侧或后外侧皮下组织内交替给药,注射时针头应垂直刺入皮肤而不应成角度。在整个注射过程中,用拇指和食指将皮肤捏起,并将针头全部扎入皮肤皱褶内注射。注射时需避开局部皮肤红肿、瘢痕、硬结等区域。

3）健康教育　术后 24 小时可根据患者病情及耐受程度,告知患者逐渐进行肌肉被动和主动训练。

## 四、临床思维要点

皮下注射的临床思维要点在于将操作与药物相结合进行思考,充分了解操作的目的与药物的使用方法;根据药物的禁忌证对患者进行合适的评估;注意观察药物使用后的病情变化;根据患者的年龄、病情、营养状况选择合适的注射部位和手法;给予相应的健康教育。

## 五、自我测试

自我测试 2 - 4 - 1

# 第五节　肌 内 注 射

肌内注射是将一定量药液注入肌肉组织的技术。

## 一、学习目标

### (一) 素养目标

(1) 能与患者有效沟通,缓解患者的焦虑情绪。

(2) 具有同理心,能从患者角度思考问题。

(3) 具有爱伤观念,降低患者的创伤。

### (二) 知识目标

(1) 能正确描述肌内注射的定义。

(2) 能正确阐述肌内注射的目的。

(3) 能正确阐述肌内注射的原则。

(4) 能准确说出不同部位肌内注射定位法。

### (三) 技能目标

(1) 能正确掌握不同药物的配置与使用方法。

(2) 能结合治疗方案与患者病情,选择合适的穿刺部位和穿刺手法。

(3) 能正确定位臀大肌、臀中肌、臀小肌、股外侧肌及上臂三角肌注射部位。

（4）能掌握不同药物的患者宣教。

## 二、操作流程概述

### （一）目的

（1）用于需在一定时间内产生药效，而不能或不宜口服的药物。

（2）当药物不能或不宜口服或静脉注射，但需要比皮下注射更迅速发生疗效时采用。

（3）用于注射刺激性较强或药量较大的药物。

### （二）评估

1. 治疗方案评估　包括肌内注射的目的，以及药物的性质、使用方法、配伍禁忌及不良反应等。

2. 患者评估　包括患者的年龄、病情、意识状态及营养状况等，心理反应、情绪及配合程度，以及是否了解肌内注射的目的、方法、注意事项及配合要点。

3. 穿刺部位评估　评估穿刺部位的皮肤情况。肌内注射一般选择肌肉较厚，且远离大神经、大血管的部位，如臀大肌、臀中肌、臀小肌、股外侧肌及上臂三角肌，其中最常用的部位是臀大肌。

### （三）计划

1. 环境准备　病室安静整洁，温度适宜。

2. 患者准备　了解肌内注射的目的、方法、注意事项及配合要点。

3. 护士准备　衣帽整洁，修剪指甲，洗手，戴口罩。

4. 用物准备　①治疗车上层：肌内注射治疗单、注射盘（无菌棉签、酒精棉球、安尔碘消毒剂、砂轮等）、无菌治疗巾、溶液及药物（根据医嘱准备）、注射器（根据药物准备）、弯盘、手消毒剂。②治疗车下层：锐器盒、生活垃圾桶、医用垃圾桶。③其他：屏风或床帘。

### （四）实施

图 2-5-1　肌内注射操作流程图

### （五）评价

图 2-5-2　肌内注射操作评价表

## 三、案例详情与思维解析

### （一）案例一

患者，刘××，男，58岁，退休职工，身高175 cm，体重54 kg，已婚，育有一子。患者因近2个月来体重下降至医院检查，于门诊拟"肺恶性肿瘤"收治入院。患者于全麻下（右下）胸腔镜下肺叶部分切除术＋胸腔镜纵隔淋巴结清扫术，术后生命体征平稳，主诉伤口疼痛，疼痛 Nars 评分5分。临时医嘱给予酮咯酸氨丁三醇针 30 mg 肌内注射，立即执行！

1. 操作任务　遵医嘱予以酮咯酸氨丁三醇针 30 mg,肌内注射,立即执行!

2. 思维解析

1) 治疗方案评估　酮咯酸氨丁三醇注射液是一种解热镇痛抗炎药,常用于术后镇痛。肌内注射时应缓慢,且应注射于深部肌肉。注射后 30 分钟应再次评估患者的疼痛情况。

2) 患者评估　患者术后需去枕平卧 6 小时,肌内注射时可采取仰卧位,两腿伸直;患者身高 175 cm,体重 54 kg,体重指数(BMI)17.6 kg/m²(<18.5 kg/m²),属于消瘦,在肌内注射时进针深度宜较常人稍浅,或将注射角度改为小于 90°而大于 45°,防止针头刺到骨骼。

3) 健康教育　可告知患者药物肌内注射后 30 分钟内开始产生止痛作用;嘱患者放松,不要紧张,给予心理护理。

### (二)案例二

> 患者,向××,女,35 岁,$G_2P_1$,孕 $7^{+6}$ 周,身高 166 cm,体重 52 kg。患者因 10 天前无诱因下阴道反复出血,量少于月经,无腹痛,口服屈孕酮 20 mg(每天 2 次)、维生素 C 0.1 mg(每天 3 次)后,病情好转。近 3 天恶心呕吐,不能进食,无头晕、头痛,无发热,尿常规:尿酮体(4+),于门诊拟"妊娠呕吐、先兆流产"收治入院。现长期医嘱给予黄体酮 10 mg 肌内注射,每天 1 次。

1. 操作任务　黄体酮 10 mg,肌内注射,每天 1 次。

2. 思维解析

1) 治疗方案评估　黄体酮为无色或淡黄色的澄明油状液体,须遮光、密闭保存;因药液是油状液体,可选择粗长针头进行注射;注射油剂应注意固定针栓,以防用力过度使针头和注射器分离;注射时可采取留置气泡技术,以保证药量准确,防止拔针时药液渗入皮下组织引起刺激,产生疼痛,并可将药液限制在注射肌肉的局部而利于组织吸收。

2) 患者评估　评估患者臀部皮肤是否完好。注射时需避开红肿、瘢痕、结痂、硬结等皮肤异常处;注射部位需经常轮换,如长时间肌内注射同一部位易导致局部出现硬结。

3) 健康教育　注射结束后,可用热毛巾热敷注射部位,既可促进药物的吸收,又能缓解疼痛。长期注射者,若出现局部硬结,可采用热敷、理疗或外敷活血化瘀的中药,如蒲公英、金黄散等。

## 四、临床思维要点

肌内注射的临床思维要点在于将操作与药物相结合进行思考,充分了解操作的目的与药物的使用方法;根据药物的禁忌证对患者进行合适的评估;根据患者的年龄、病情、营养状况选择合适的注射部位和手法;给予相应的健康教育。

## 五、自我测试

　　自我测试 2-5-1

# 第六节　静　脉　注　射

静脉注射是自静脉注入无菌药液的技术。

## 一、学习目标

### (一) 素养目标

(1) 能与患者有效沟通,缓解患者焦虑情绪。

(2) 具有同理心,能从患者角度思考问题。

(3) 具有爱伤观念,降低患者的创伤。

### (二) 知识目标

(1) 能正确描述静脉注射的定义。

(2) 能正确阐述静脉注射的目的。

(3) 能正确阐述静脉注射的原则。

(4) 能准确说出常见药物的使用方法。

### (三) 技能目标

(1) 能正确掌握不同药物的配置与使用方法。

(2) 能结合治疗方案与患者病情,选择合适的穿刺部位。

(3) 能正确掌握四肢浅静脉、婴儿头皮静脉、股静脉等常见穿刺部位的定位。

(4) 能及时排除静脉注射泵常见故障。

## 二、操作流程概述

### (一) 目的

(1) 注入药物:用于不宜口服、皮下注射、肌内注射或需迅速发挥药效的药物。

(2) 诊断性检查:由静脉注入药物进行某些诊断性检查,如肝、肾、胆囊等部位的影像学检查。

(3) 输液或输血。

(4) 静脉营养治疗。

### (二) 评估

1. 治疗方案评估　包括静脉注射的目的,以及药物的性质、使用方法、配伍禁忌及不良反应等。

2. 患者评估　包括患者的年龄、病情、意识状态及营养状况等,心理反应、情绪及配合程度,以及是否了解静脉注射的目的、方法、注意事项及配合要点。

3. 穿刺部位评估　评估穿刺部位皮肤情况。选择粗直、弹性好、不易滑动而易固定的静脉,避开关节及静脉瓣;需长期静脉给药者,为保护静脉,应有计划地由小到大、由远心端到近心端选择血管。

### (三) 计划

1. **环境准备**　病室安静整洁,温度适宜,光线充足。
2. **患者准备**　了解静脉注射的目的、方法、注意事项及配合要点。
3. **护士准备**　衣帽整洁,修剪指甲,洗手,戴口罩。
4. **用物准备**　①治疗车上层:静脉注射治疗单、注射盘(无菌棉签、酒精棉球、安尔碘消毒剂、砂轮等)、无菌治疗巾、溶液及药物(根据医嘱准备)、注射器(根据药物准备)、针头或头皮针头(6½、7~9号)、止血带、小垫枕、一次性治疗巾、输液贴(按需备)、注射泵延长管(按需备)、弯盘、手消毒剂。②治疗车下层:锐器盒、生活垃圾桶、医用垃圾桶。

### (四) 实施

ℯ　图2-6-1　静脉注射操作流程图

### (五) 评价

ℯ　图2-6-2　静脉注射操作评价表

## 三、案例详情与思维解析

### (一) 案例一

> 患者,高××,男,68岁,退休职工,身高172cm,体重72kg,已婚,育有一子。患者于我院门诊以"食管癌"收住入院,昨日行食管部分切除术。今日为术后第1天,遵医嘱予以床旁心电监护,10:00心率180次/分,呼吸36次/分,血压138/73mmHg,临时医嘱予以西地兰0.4mg+5%葡萄糖溶液10ml,静脉注射,立即执行!请遵医嘱予以西地兰静脉注射。

1. **操作任务**　遵医嘱予以西地兰0.4mg+5%葡萄糖溶液10ml静脉注射,立即执行!
2. **思维解析**

1) **治疗方案评估**　患者因术后心率过快,予以临时医嘱西地兰静脉注射。西地兰为快速强心药,能加强心肌收缩,减慢心率与传导,可用5%葡萄糖溶液10ml稀释后缓慢注射。

2) **患者评估**　患者术后心率过快,在进行西地兰静脉注射时速度要慢,同时监测患者用药前、用药过程中、用药后的心率变化,以判断疗效和有无不良反应。

3) **健康教育**　患者为食管癌切除术后患者,术后吻合口处于充血水肿期,需告知患者禁食、禁水3~4天,并为其做好口腔护理。

### (二) 案例二

> 患者,李××,女,21岁,学生,身高165cm,体重58kg,未婚。患者阵发性胸闷、气短、心悸10年,1周前加重,门诊以"先天性心脏病二尖瓣狭窄"收治入院。患者于

全麻下行"二尖瓣成形术",术后生命体征平稳,遵医嘱予以床旁心电监护,鼻吸氧 4 L/min,身上留置有导尿管、心包纵隔引流管以及右颈双腔静脉置管,心包纵隔引流管通畅。临时医嘱予以多巴胺 200 mg+0.9%氯化钠溶液 50 ml 静脉注射,5 μg/(kg·min)泵入。

1. 操作任务　遵临时医嘱予以 200 mg 多巴胺+0.9%氯化钠溶液 50 ml 静脉注射,5 μg/(kg·min)泵入。

2. 思维解析

1) 治疗方案评估　护士需执行的医嘱为多巴胺 200 mg+0.9%氯化钠溶液 50 ml 静脉注射,5 μg/(kg·min)泵入。多巴胺是最常用的血管活性药物,兼具兴奋 α、β 和多巴胺受体的作用。小剂量多巴胺可增加心肌收缩力和增加心排血量,并扩张胃肠道和肾等内脏器官的血管;大剂量则使血管收缩,外周阻力升高。

2) 患者评估　患者右颈双腔静脉置管,在使用血管活性药物时需与其他补液分开,选择另一路静脉通路进行,以免影响药效。使用时需确认静脉置管通畅,防止药液溢出血管外引起局部组织坏死。及时观察血压,调整药物的浓度和速度,以免血压骤升或骤降。

3) 健康教育　指导患者进行深呼吸及有效咳嗽的方法。术后 24 小时可根据患者病情及耐受程度,告知患者逐渐进行肌肉被动和主动训练。

## 四、临床思维要点

静脉注射的临床思维要点在于将操作与药物相结合进行思考,充分了解操作的目的与药物的配置方法;根据不同的药物对患者进行合适的评估;根据不同的药物选择合适的注射方式;观察用药反应;给予相应的健康教育。

## 五、自我测试

自我测试 2-6-1

# 第七节　密闭式周围静脉输液

密闭式周围静脉输液是利用液体静压原理,将无菌输液器插入原装密闭输液瓶(或袋)中,将一定的无菌溶液(药液)直接滴入周围静脉的方法。

## 一、学习目标

### (一)素养目标

(1) 能与患者有效沟通,缓解患者焦虑情绪。

(2) 具有同理心,能从患者角度思考问题。

(3) 具有爱伤观念,降低患者的创伤。

## (二) 知识目标

(1) 能正确描述周围静脉输液的定义。

(2) 能正确阐述静脉输液的目的。

(3) 能正确阐述静脉输液的原则。

(4) 能准确说出补钾的原则。

## (三) 技能目标

(1) 能结合治疗方案与患者病情,正确选择静脉输液工具。

(2) 能结合治疗方案与患者病情,选择合适的穿刺部位。

(3) 能结合治疗方案与患者病情,正确调节滴速。

(4) 能及时排除各种输液故障。

# 二、操作流程概述

## (一) 目的

(1) 补充水分及电解质,预防和纠正水、电解质及酸碱平衡紊乱。常用于各种原因引起的脱水、酸碱平衡失调患者,如腹泻、剧烈呕吐、大手术后患者。

(2) 增加循环血量,改善微循环,维持血压及微循环灌注量。常用于严重烧伤、大出血、休克等患者。

(3) 供给营养物质,促进组织修复,增加体重,维持正氮平衡。常用于慢性消耗性疾病、胃肠道吸收障碍及不能经口进食(如昏迷、口腔疾病)的患者。

(4) 输入药物,治疗疾病。如输入抗生素控制感染,输入解毒药物达到解毒作用,输入脱水剂降低颅内压等。

(5) 注入造影剂,用于诊断性检查。如采用增强 CT 检查前,建立静脉通路,输入造影剂等。

## (二) 评估

1. 治疗方案评估　包括输液目的、输液疗程、输液速度、药物的性质(pH 值、渗透压等)。若为临时性输液治疗(少于 4 小时),可根据药物性质谨慎选用头皮钢针进行外周静脉输注;若治疗末间歇性、连续性或每天静脉输液治疗,周期在 1 个月内的,可根据药物性质选用静脉套管针进行外周静脉输液。如为刺激性药物、发疱剂、肠外营养液,以及 pH 值<5 或>9、渗透压>600 mOsm/L 的液体时,不建议采用外周静脉输注。若输注的药物对光敏感(如硝普钠、左氧氟沙星等),为防止其在光照下发生变性或降解,需准备避光装置及避光输液器。

2. 患者评估　包括患者的年龄、病情、意识状态及营养状况等,心理反应、情绪及配合程度,以及是否了解静脉输液的目的、方法、注意事项及配合要点。

3. 穿刺部位评估　评估穿刺部位皮肤、血管、淋巴回流及肢体活动度。穿刺部位的选择通常应从非惯用手臂远端的血管开始,成年人下肢静脉不应作为选择穿刺血管的常规部位;若临时使用,应及早拔除并换用上肢静脉,应该避开肢体关节与触诊疼痛区域。对于婴儿,应避开手部或者手指,尽量避免使用被用来吮吸的拇指或其他手指。穿刺部位应避开接受乳腺手术清扫腋窝淋巴结、接受放射治疗,或淋巴水肿的上肢末端,以及脑血管意外后的患侧肢体。

### (三) 计划

1. 环境准备　病室安静整洁,温度适宜,光线充足。

2. 患者准备　了解输液的目的、方法、注意事项及配合要点;静脉输液前排尿、排便;取舒适卧位。

3. 护士准备　衣帽整洁,修剪指甲,洗手,戴口罩。

4. 用物准备

1) 头皮针静脉输液法　①治疗车上层:三单(输液治疗单、输液记录单、输液瓶贴)、注射盘(无菌棉签、酒精棉球、安尔碘、砂轮等)、溶液及药物(根据医嘱准备)、输液器(带针)、注射器(加药用、根据药物准备)、弯盘、小垫枕、一次性治疗巾、止血带、输液敷贴、手消毒剂,必要时备开瓶器与瓶套。②治疗车下层:锐器盒、生活垃圾桶、医用垃圾桶。③其他:输液架,必要时备小夹板、绷带、输液泵。

2) 静脉留置针输液法　①治疗车上层:三单(输液治疗单、输液记录单、输液瓶贴)、注射盘(无菌棉签、酒精棉球、安尔碘、砂轮等)、溶液及药物(根据医嘱准备)、输液器(不带针)、安全型静脉留置针、注射器(加药用、根据药物准备)、弯盘、小垫枕、一次性治疗巾、止血带、透明敷贴、输液敷贴、手消毒剂,必要时备开瓶器与瓶套。②治疗车下层:锐器盒、生活垃圾桶、医用垃圾桶。③其他:输液架,必要时备绷带、输液泵。

### (四) 实施

📧　图 2-7-1　周围静脉输液操作流程图

### (五) 评价

📧　图 2-7-2　周围静脉输液操作评价表

## 三、案例详情与思维解析

### (一) 案例一

> 患者,张××,女,75 岁,退休教师,身高 163 cm,体重 60 kg,已婚,育有一女。患者有冠心病史 10 余年,否认家族性疾病史。患者于昨日在全麻下行腹腔镜胆囊切除术,术后生命体征平稳,伤口疼痛但可耐受,无其他不适。今晨查血钾浓度为 3.3 mmol/L(偏低)。医嘱予以 5%葡萄糖氯化钠溶液 500 ml+10%氯化钾注射液 1.5 g,静脉滴注,立即执行! 请遵医嘱予以静脉补钾。

1. 操作任务　遵医嘱予以 5%葡萄糖氯化钠溶液 500 ml+10%氯化钾注射液 1.5 g,静脉滴注,立即执行!

2. 思维解析

1）治疗方案评估 患者因术后低血钾，予以临时医嘱静脉补钾，可使用头皮针进行静脉输液；应注意静脉补钾的原则（不宜过多，每天补钾 40～80 mmol，每天氯化钾 3～6 g；不宜过浓，钾浓度不宜超过 40 mmol/L 或 0.3%；不宜过快，补钾速度不宜超过 20 mmol/h；见尿补钾，每小时尿量＞40 ml 或每天尿量＞500 ml 方可补钾）。

2）患者评估 患者术后伤口疼痛，可给予半坐卧位减轻腹部伤口疼痛。此外，患者为老年女性，有冠心病史，因此补液滴速应控制在 40 滴/分以下；因治疗方案为静脉补钾，应评估患者尿量，见尿方可补钾。

3）健康教育 着重强调滴速过快的危害（刺激血管产生疼痛，血钾在短时间内升高会危及生命），嘱患者不可调节滴速。静脉补钾时，由于钾离子对血管的刺激，容易使患者产生疼痛，可用温热的毛巾热敷以缓解疼痛。

## （二）案例二

患者，李××，女，50 岁，工人，高中文化程度，身高 162 cm，体重 58 kg。近日感冒后出现发热、咳嗽、乏力，服用感冒药后病情未见好转，于今日入院。患者既往风湿病史 10 余年。查体双肺明显湿啰音；心脏超声显示二尖瓣中度狭窄并反流，左心房扩大，左心室舒张功能减退，右心房、右心室内径增大；实验室检查 N 末端 B 型利钠肽原（NT-proBNP）6 820 ng/L。入院诊断：风湿性心脏病伴二尖瓣狭窄，呼吸道感染。

患者入院后遵医嘱予以床旁心电监护，青霉素 240 万 IU＋0.9% 氯化钠注射液 100 ml 静脉滴注，每天 2 次。16:10 护士在巡视病房时，患者突发呼吸困难，无法平卧，咳嗽咳痰，痰液呈粉红色泡沫样，伴有大汗、头晕、面色苍白。查体：体温 38.4 ℃，脉搏 136 次/分，呼吸 30 次/分，血压 114/62 mmHg，血氧饱和度 85%。立即通知医生。医嘱予以氧气吸入，硝酸甘油 5 mg＋5% 葡萄糖溶液 250 ml 以 1 μg/（kg·min）泵入。

1. 操作任务 遵医嘱予以硝酸甘油 5 mg＋5% 葡萄糖溶液 250 ml 1 μg/（kg·min）泵入

2. 思维解析

1）治疗方案评估 患者目前正在输注的药液为青霉素 240 万 IU＋0.9% 氯化钠注射液 100 ml，护士需执行的操作任务为硝酸甘油 5 mg＋5% 葡萄糖溶液 250 ml 以 1 μg/（kg·min）泵入。护士需保留原静脉通路，另外开放一条静脉通路执行输液泵输注硝酸甘油。根据医嘱，硝酸甘油需慢速维持滴注，需选择留置针进行静脉输液。由于硝酸甘油含有硝酸基，在光照下可能发生降解或分解，其疗效可受到影响，因此需准备避光袋及避光输液器。

2）患者评估 患者既往 10 余年风湿病史，实验室检查（NT－proBNP 6 820 ng/L）及特殊检查（二尖瓣中度狭窄并反流，左心房扩大，左心室舒张功能减退）均提示患者存在心力衰竭的病理基础。患者现病史：发热、咳嗽，双肺明显湿啰音，呼吸道感染，提示患者有心力衰竭诱发因素。患者突发呼吸困难、无法平卧、咳嗽、咳粉红色泡沫痰，提示患者出现急性左心衰竭，应给予端坐卧位，双腿下垂。为避免循环负荷过重，降低心脏前负荷，应限制入量控制输液速度，因此应减慢原输液通道的输液速度。

3) 用物准备　根据以上评估，除留置针外周静脉输液常规用物外，应准备输液泵、避光输液用物。

4) 滴速调节　应用输液泵控制输液速度，静脉输注硝酸甘油应根据血压调节剂量（维持收缩压在 90～100 mmHg），一般从 10 μg/min 开始，每 10 分钟调整一次，每次增加 5～10 μg，直至达到医嘱剂量 58 μg/min[58 kg×1 μg/(kg·min)]。调整输液速度时，要先按输液泵停止键，重新设置输液速度后再按启动键，打开输液泵门前先夹闭输液管路。

5) 健康教育　不可自行调节输液泵速度。硝酸甘油使用后可能出现头痛、眩晕、血压下降，因此在使用期间应注意卧床休息，预防跌倒。静脉留置针为软管，可在静脉内保留 3～5 天，不输液时穿刺侧肢体尽量避免下垂，避免提重物；在此期间若局部出现红、肿、热、痛或敷贴卷边、潮湿，应及时通知护士给予处理。

## 四、临床思维要点

静脉输液的临床思维要点在于将操作与患者疾病相结合进行思考，充分评估治疗方案，根据治疗方案进行用物选择与准备；根据患者病情选择合适的体位与静脉；穿刺成功后根据患者的年龄、病情，以及药物性质合理调节滴速；根据实际情况妥善固定，必要时使用绷带与约束用具；给予相应的健康教育。

## 五、自我测试

自我测试 2-7-1

# 第八节　静脉采血

静脉采血是自静脉抽取血标本的方法。

## 一、学习目标

### (一) 素养目标

(1) 能与患者有效沟通，说明采血的目的和配合要点。
(2) 具有同理心，能从患者角度思考问题。
(3) 具有爱伤观念，降低患者的创伤。

### (二) 知识目标

(1) 能正确描述静脉采血的定义。

（2）能正确阐述静脉采血的目的。

（3）能正确阐述静脉采血的原则。

（4）能准确阐述空腹采血的意义。

（5）能准确掌握特殊项目采血前抗生素使用情况。

### （三）技能目标

（1）能结合采血项目与患者血管条件，正确选择静脉采血工具。

（2）能结合采血项目与患者血管条件，选择合适的穿刺部位。

（3）能结合患者病情与采血项目，正确选择采血时间。

（4）能正确安排采血项目顺序。

## 二、操作流程概述

### （一）目的

1. **全血标本** 即抗凝血标本，主要用于临床血液学检查，例如血细胞计数和分类、形态学检查。

2. **血浆标本** 抗凝血经离心所得的上清液称为血浆。血浆内含有凝血因子Ⅰ，适用于内分泌激素、血栓和凝血功能检测等。

3. **血清标本** 不加抗凝剂的血，经离心所得上清液称为血清。血清内不含有凝血因子Ⅰ，多适用于临床化学和免疫学的检测，如测定肝功能、血清酶、脂类、电解质等。

4. **血培养标本** 多适用于培养检测血液中的病原菌。

### （二）评估

1. **操作方案评估** 包括采血目的、采血项目等。若根据采血项目要求空腹采血，此时患者已进食，应及时与医生沟通，更换采血时间，并对患者做好健康教育，告知禁食的目的和时间；若患者留置中心静脉导管，不建议直接从中心静脉导管内采血；若在紧急情况下以抢救患者为目的时，患者外周静脉充盈度差，可直接从中心静脉导管采血，但应先抽出5 ml 左右的血标本弃去，再进行采血；若采集血培养标本，采血前应询问患者抗生素使用情况，并与医生做好沟通。

2. **患者评估** 包括患者的年龄、病情、意识状态及肢体活动能力等，对采血的认知程度及配合程度，有无生理因素影响（如吸烟、饮食、运动、情绪波动、妊娠、体位、饮酒、饮茶或咖啡等），需做的项目、采血量及是否需要特殊准备，以及是否了解静脉采血的目的、方法、注意事项及配合要点。

3. **穿刺部位评估** 包括穿刺静脉充盈度及管壁弹性，以及穿刺部位的皮肤状况（有无冻疮、炎症、水肿、硬结、瘢痕、破损等）。穿刺部位的选择一般取肘部静脉，肥胖者可用腕背静脉，婴儿常用颈部静脉、股静脉或前囟静脉窦，刚出生的婴儿可收集脐带血。输液患者采血应避免在输液的同侧上肢或下肢采血（输液患者在不能停输的情况下静脉采血一定要注意远端原则），即在对侧手静脉采血；如两只手同时输液，可在下肢静脉采血，或者在滴注部位的上游采血。

## （三）计划

1. 环境准备　病室安静整洁，温度适宜，光线充足。

2. 患者准备　了解静脉采血的目的、方法、注意事项及配合要点；静脉采血前取舒适卧位，暴露穿刺部位。

3. 护士准备　衣帽整洁，修剪指甲，洗手，戴口罩。

4. 用物准备　①治疗车上层：注射盘（无菌棉签、酒精棉球、安尔碘等）；检验申请单、标签或条形码；一次性密闭式双向采血针及真空采血管，如为非真空采血，则准备一次性注射器（规格视采血量而定）、针头或头皮针，以及标本容器（试管、密封瓶）；弯盘、一次性治疗巾、止血带、胶布、手消毒剂；按需要准备酒精灯、火柴。②治疗车下层：锐器盒、生活垃圾桶、医用垃圾桶。

## （四）实施

图 2-8-1　静脉采血操作流程图

## （五）评价

图 2-8-2　静脉采血操作评价表

## 三、案例详情与思维解析

### （一）案例一

患者，刘××，男，62岁，退休工人，身高171 cm，体重75 kg，已婚，育有一子一女，否认家族性疾病史。患者于昨日在全麻下行腹腔镜低位直肠癌前切除术。术后患者生命体征平稳，伤口疼痛，评分3分，可耐受，无其他不适，右上肢静脉持续补液中。今日14:00患者突发寒战，继而出现体温升高，最高39.2℃。医嘱予以血培养检测，立即执行！请遵医嘱予以静脉采血。

1. 操作任务　遵医嘱予以血培养，检测厌氧菌、需氧菌、霉菌，立即执行！

2. 思维解析

1）操作方案评估　患者因术后突发寒战、高热，医嘱予血培养检测，血培养标本瓶为真空采血管。采血后注入顺序应为厌氧菌血液培养瓶、需氧菌血液培养瓶、霉菌血液培养瓶。

2）患者评估　患者术后伤口疼痛，可给予半坐卧位以减轻腹部伤口疼痛。应注意采血前查看患者抗生素使用情况。该患者抗生素使用为0.9%氯化钠溶液100 ml＋头孢美唑钠1.5 g，每天2次，最近一次为上午9时使用，不影响本次检测结果。另外，患者右侧上肢持续补液中，应避免在右上肢进行采血。

3）健康教育　因寒战时血管收缩，充盈度受影响，要准确评估，尽量选择粗大血管（如股静脉）。做好患者的解释工作，取得配合。采血后，按压止血时间不宜过短。

### （二）案例二

> 患者，张××，女，66岁，家庭主妇，身高160 cm，体重55 kg。既往有糖尿病史10年，自服降糖药控制血糖，维持在6～8 mmol/L。近日因排便困难行胃肠镜检查，提示升结肠癌，于今日入院。患者入院前，实验室检查血红蛋白55 g/L。患者入院后，医嘱予以次日晨行术前常规血检验、血型交叉鉴定及配血检测。

1. 操作任务　遵医嘱，行术前常规血检验及血型交叉配血检测。

2. 思维解析

1）操作方案评估　患者行术前常规血检验，项目包括全血标本和血清标本，可采用真空采血管进行采血；血型交叉鉴定及配血则需要使用注射器采血法。综合情况分析，采取注射器采血法，避免患者二次穿刺。

2）患者评估　患者血红蛋白55 g/L，给予持续低流量吸氧，改善缺氧状态。患者既往有糖尿病史，应注意患者空腹状态下出现低血糖反应，并嘱患者次日晨禁服降糖药物，避免影响检验结果。

3）人员准备　根据以上评估，血型交叉鉴定和配血试验需要双人床旁核对。

4）健康教育　向患者解释空腹采血的意义，嘱患者采血前空腹，并避免低血糖反应。

## 四、临床思维要点

静脉采血的临床思维要点在于将操作与患者疾病相结合进行思考，充分评估操作方案，根据操作方案进行用物选择与准备；根据患者病情选择合适的体位与静脉；穿刺成功后根据采血项目正确采集血标本；给予相应的健康教育。

## 五、自我测试

自我测试2-8-1

# 第九节　静脉输血

输血是将全血或成分血（如血浆、红细胞、白细胞或血小板等）通过静脉输入体内的方法。输血是急救和治疗疾病的重要措施之一，在临床上广泛应用。

## 一、学习目标

### （一）素养目标

（1）能与患者有效沟通，缓解患者焦虑情绪。

（2）具有同理心，能从患者角度思考问题。

（3）具有爱伤观念，降低患者的创伤。

## （二）知识目标

（1）能正确描述输血的定义。

（2）能正确阐述输血的目的。

（3）能正确阐述输血的原则。

（4）能准确说出预防溶血反应的措施。

## （三）技能目标

（1）能结合治疗方案与患者病情，选择合适的穿刺部位。

（2）能正确采集血型鉴定和交叉配血试验。

（3）能结合治疗方案与患者病情，正确调节滴速。

（4）能及时排除各种输血故障。

（5）能正确识别和处理各种输血反应。

# 二、操作流程概述

## （一）目的

1. 补充血量　增加有效循环血量，改善心肌功能和全身血液灌注，提升血压，增加心输出量；用于失血、失液引起的血容量减少或休克患者。

2. 纠正贫血　增加血红蛋白含量，促进携氧功能；用于血液系统疾病引起的严重贫血和某些慢性消耗性疾病患者。

3. 补充血浆蛋白　增加蛋白质，改善营养状态，维持血浆胶体渗透压，减少组织渗出和水肿，保持有效循环血量；用于低蛋白血症以及大出血、大手术患者。

4. 补充各种凝血因子和血小板　改善凝血功能，有助于止血；用于凝血功能障碍（如血友病）及大出血患者。

5. 补充抗体、补体等血液成分　增强机体免疫力，提高机体抗感染能力；用于严重感染患者。

6. 排除有害物质　一氧化碳、苯酚等化学物质中毒时，血红蛋白失去了运氧能力或不能释放氧气供机体组织利用。为了改善组织器官的缺氧状况，可以通过换血疗法，将不能释放氧气的红细胞换出。溶血性输血反应及重症新生儿溶血病时，也可采用换血治疗。为了排除血浆中的自身抗体，可采用换血浆法。

## （二）评估

1. 治疗方案评估　包括输血目的、输血疗程、输血速度、血液类型。若库存血充足，选用间接静脉输血法；若无库存血，而患者又亟须输血或婴幼儿少量输血，可谨慎采用直接静脉输血法。输血前必须做血型鉴定和交叉配血试验，无论是输全血还是成分血，均应选用同型血输入；但在紧急情况下，若无同型血，可选用 O 型血输给患者。

2. 患者评估　包括患者的病情、治疗情况（作为合理输血的依据）、血型、输血史及过敏史（作为输血时查对及用药的参考），以及心理状况和对输血相关知识的了解程度（为心理护理及健康教育提供依据）。

3. 穿刺部位评估 评估穿刺部位皮肤、血管状况。根据病情、输血量、年龄选择静脉，避开破损、发红、硬结、皮疹等部位的血管。一般采用四肢浅静脉；急症输血时多采用肘部静脉；周围循环衰竭时，可采用颈外静脉或锁骨下静脉。

### （三）计划

1. 环境准备 整洁，安静，舒适，安全。

2. 患者准备 了解输血的目的、方法、注意事项及配合要点，输血前排尿、排便，取舒适卧位。

3. 护士准备 衣帽整洁，修剪指甲，洗手，戴口罩。

4. 人员准备 直接输血法需要 3 人配合，即 1 人抽血、1 人传递、1 人输注。

5. 用物准备

1）间接输血法 ①治疗车上层：注射盘（无菌棉签、酒精棉球、安尔碘等）、血型鉴定单、输血记录单、0.9% 氯化钠溶液、血制品、一次性输血器（滴管内有滤网，可去除大的细胞碎屑和纤维蛋白等颗粒，静脉穿刺针头为 8 号针头）、弯盘、小垫枕、一次性治疗巾、止血带、输液敷贴、手消毒剂、一次性手套。②治疗车下层：锐器盒、生活垃圾桶、医用垃圾桶。③其他：输液架，必要时备小夹板、绷带。

2）直接输血法 ①治疗车上层：注射盘（无菌棉签、酒精棉球、安尔碘等）、血型鉴定单、输血记录单、50 ml 注射器数个（根据输血量多少而定）、3.8% 枸橼酸钠溶液、血压计袖带、弯盘、小垫枕、一次性治疗巾、止血带、输液敷贴、手消毒剂、一次性手套。②治疗车下层：锐器盒、生活垃圾桶、医用垃圾桶。③其他：必要时备绷带。

### （四）实施

図 2-9-1 静脉输血操作流程图

### （五）评价

図 2-9-2 静脉输血操作评价表

## 三、案例详情与思维解析

### （一）案例一

患者，宋××，女，66 岁，退休职工，身高 162 cm，体重 64 kg，已婚，育有一子。患者有心肌缺血病史 10 余年，自诉过敏体质。患者于昨日在全麻下行腹腔镜乙状结肠切除术，术中出血量 200 ml，术后腹腔引流管中引流出血性液约 400 ml。今晨查血红蛋白 71 g/L，医嘱予以输注红细胞悬液 400 ml，立即执行！请遵医嘱予以静脉输血。

1. 操作任务 遵医嘱予以输注红细胞悬液 400 ml，立即执行！

2. 思维解析

1）治疗方案评估 患者因术后贫血，医嘱予以输注红细胞悬液补充血红蛋白。库存血充足,可使用间接输血法进行输血。应注意输血前必须行血型鉴定(包括 ABO 血型系统和 Rh 血型系统鉴定)和交叉配血试验,严格做好查对制度。采血时禁止同时采集两个患者的血标本,避免发生混淆。取血时,与血库人员共同核对患者姓名、性别、年龄、住院号、病室、床号、血型、血液有效期、配血试验结果以及保存血的外观。血液自血库取回后,勿剧烈震荡,避免破坏红细胞出现溶血;库存血不能加温,需在室温下放置 15～20 分钟后再输入。

2) 患者评估　患者为老年女性,有心肌缺血病史,因此输血时滴速应控制在 40 滴/分以下。患者自诉过敏体质,应选用无过敏史的供血者,输血前应根据医嘱给予抗过敏药物。

3) 健康教育　向患者说明输血速度调节的依据,嘱患者不可擅自调节滴速;向患者介绍常见输血反应的症状和防治方法,告知患者一旦出现不适,应立即呼叫。

## (二) 案例二

> 患者,刘××,男,66 岁,退休工人,身高 170 cm,体重 71 kg。近日因乏力、排便困难,门诊行肠镜检查提示为横结肠癌,于今日收治入院。入院后,实验室检查示血红蛋白 56 g/L,重度贫血,血型鉴定为 A 型,Rh(+)。
>
> 患者入院后遵医嘱予 A 型红细胞悬液 400 ml 静脉滴注,于 13:15 开始输入,予 20 滴/分的速度缓慢滴入。护士行床旁观察,13:25 见患者突发面色潮红、恶心呕吐、四肢麻木、腰背部疼痛,立即停止血液输入,通知医生。医嘱予以氧气吸入,输血通道更换导管给予 5% 碳酸氢钠溶液 250 ml 输入,碱化尿液,双侧腰部用热水袋热敷双肾区,严密监测生命体征,血压 105/66 mmHg,脉搏 126 次/分,血氧饱和度 92%;复查血型鉴定和交叉配血试验,复测血型结果为 B 型。

1. 操作任务　出现溶血反应后的紧急处理措施。

2. 思维解析

1) 治疗方案评估　患者目前正在输注 A 型红细胞悬液,突发溶血反应,护士需执行溶血反应的紧急处理措施。护士需保留原静脉通路,更换输血导管;根据医嘱予以 5% 碳酸氢钠溶液 250 ml 静脉滴注,以碱化尿液,增加血红蛋白在尿液中的溶解度,减少沉淀,避免肾小管堵塞;双侧腰部用热水袋热敷双肾区,解除肾小管痉挛,保护肾脏;吸氧,改善供氧;严密监测生命体征,出现血压下降时及时使用升压药。

2) 患者评估　患者初次血型鉴定结果为 A 型血,当患者出现面色潮红、恶心呕吐、四肢麻木、腰背部疼痛时,应警惕溶血反应的发生,立即停止血制品输入,采取相应对症处理,避免肾功能损伤及出现休克症状;同时,应复测血型鉴定。

3) 用物准备　根据以上评估,应准备氧气、热水袋、监护仪。

4) 滴速调节　血制品开始输入时滴速不超过 20 滴/分,后续滴速成人一般为 40～60 滴/分,儿童酌减;护士应在床旁观察 15 分钟后再离开。

5) 健康教育　输血前注射抗过敏药物易导致嗜睡,做好患者的解释工作;血制品多为库存血,温度较低,患者可能会出现四肢冰凉,血袋不可进行加热。告知患者,如有不适应立即告知医护人员。

### 四、临床思维要点

静脉输血的临床思维要点在于将操作与患者疾病相结合进行思考,充分评估治疗方案,根据治疗方案进行用物选择与准备;根据患者病情选择合适的体位和静脉;穿刺成功后根据患者的年龄、病情,以及血制品种类性质合理调节滴速;根据实际情况妥善固定输血装置,必要时给患者使用绷带与约束用具;给予患者相应的健康教育。

### 五、自我测试

自我测试 2-9-1

# 第十节　鼻　饲　法

鼻饲法是将导管经鼻腔插入胃内,从管内灌注流质食物、水分和药物的方法。

## 一、学习目标

### (一)素养目标

(1)能与患者有效沟通,缓解患者焦虑情绪。

(2)具有同理心,能从患者角度思考问题。

(3)具有爱伤观念,降低患者的创伤。

### (二)知识目标

(1)能正确描述鼻饲的定义。

(2)能正确阐述鼻饲的目的。

(3)能正确阐述鼻饲法的原则。

(4)能准确说出确认胃管在胃内的方法。

### (三)技能目标

(1)能结合治疗方案与患者病情,正确选择鼻饲导管。

(2)能结合治疗方案与患者病情,选择合适的置管方法。

(3)能结合治疗方案与患者病情,正确进行灌注。

(4)能及时排除各种鼻饲故障。

## 二、操作流程概述

### (一)目的

对下列不能自行经口进食的患者,以鼻胃管供给食物和药物,维持患者的营养和治疗需要。

（1）昏迷患者。

（2）口腔疾患或口腔手术后患者，以及上消化道肿瘤引起吞咽困难患者。

（3）不能张口的患者，如破伤风患者。

（4）其他患者，如早产儿、病情危重者、拒绝进食者等。

### （二）评估

1. 治疗方案评估　包括鼻饲目的、鼻饲疗程、灌注速度、食物的性质（浓稠程度、食物不相容等）、药物的性质（肠溶片等吸收途径）。

2. 患者评估　包括患者的年龄、病情、意识、鼻腔通畅性、心理状态和合作程度，以及是否了解鼻饲的目的、过程、注意事项及配合要点。

### （三）计划

1. 环境准备　病室安静整洁，温度适宜，光线充足。

2. 患者准备　向患者及家属解释鼻饲的目的、操作过程和注意事项，确保患者愿意配合。保持患者鼻孔通畅，有义齿者取下义齿。鼻饲操作前 15～30 分钟，协助患者调至合适体位，能配合者取半卧位；无法坐起者取右侧卧位；昏迷患者取去枕平卧位，头向后仰。

3. 护士准备　衣帽整洁，修剪指甲，洗手，戴口罩。

4. 用物准备　①治疗车上层：无菌鼻饲包（包括治疗碗、镊子、止血钳、压舌板、纱布、胃管、50 ml 注射器、治疗巾；胃管可根据鼻饲持续时间、患者的耐受程度选择橡胶胃管、硅胶胃管或新型胃管）、液体石蜡、棉签、胶布、别针、橡皮筋、手电筒、听诊器、弯盘、鼻饲液（38～40 ℃），适量温开水，按需准备漱口或口腔护理用物、手消毒液。②治疗车下层：生活垃圾桶、医用垃圾桶。

### （四）实施

📥 图 2-10-1　鼻饲法操作流程图

### （五）评价

📥 图 2-10-2　鼻饲法操作评价表

## 三、案例详情与思维解析

### （一）案例一

> 患者，施××，男，72 岁，退休工人，身高 175 cm，体重 64 kg，已婚，育有一女。患者有鼻中隔偏曲，否认家族性疾病史。患者因口腔恶性肿瘤无法经口进食，需术前营养补充。医嘱予以肠内营养混悬液能全力 500 ml 鼻饲，每天 1 次！请遵医嘱予以留置胃管，鼻饲饮食。

1. 操作任务　遵医嘱予以置胃管，能全力 500 ml 鼻饲，每天 1 次！

2. 思维解析

1) 治疗方案评估　患者因口腔恶性肿瘤无法经口进食,医嘱予以能全力 500 ml 鼻饲。因该患者术前改善营养,属于短期鼻饲,可使用普通橡胶胃管;应注意置管后确认胃管在胃内方可行鼻饲,且每次鼻饲前均应进行确认;灌注过程中应注意患者取半卧位,每次灌注不超过 200 ml,间隔时间大于 2 小时,温度控制在 38～40 ℃;灌注鼻饲液前后均应使用温开水冲管,避免堵管。

2) 患者评估　患者既往有鼻中隔偏曲,应检查鼻腔通畅情况;选择偏曲侧进行置管,而不能选择偏曲对侧置管。

3) 健康教育　置管时应配合护士做好吞咽动作,置管后一定要确认胃管在胃内方可注入食物、药物等;嘱患者取半卧位,避免出现呛咳导致误吸;留置胃管期间应每天口腔护理 2 次;如需注入食物,牛奶与果汁应分别注入以防止产生凝块,药物应磨碎后再注入。

### (二) 案例二

> 患者,张××,女,60 岁,家庭妇女,身高 160 cm,体重 68 kg。因突发昏迷,急诊 CT 检查提示急性脑干出血,收治入院。患者入院后经介入治疗,出血已控制。目前患者病情平稳,呈昏迷状态,肠蠕动正常,每天排便 1 次。
>
> 患者遵医嘱予以床旁心电监护,肠内营养混悬液百普力 1 000 ml 鼻饲。

1. 操作任务　遵医嘱予以百普力 1 000 ml 鼻饲。

2. 思维解析

1) 治疗方案评估　当留置胃管到达预测刻度时,护士需确认胃管是否在胃内再进行鼻饲。确认胃管是否在胃内共有 3 种方法,第一种是胃管末端连接注射器,能抽出胃液;第二种是置听诊器于患者腹部,快速经胃管向胃内注入 10 ml 空气,听到气过水声;第三种是将胃管末端置于盛水的治疗碗中,无气泡逸出。灌注速度应控制,避免出现潴留导致误吸。

2) 患者评估　患者目前处于昏迷状态。在留置胃管的过程中,当胃管插至 10～15 cm 时,应将患者的头抬起,使下颌紧贴胸骨柄,再缓慢插入胃管。

3) 用物准备　根据以上评估,可按照鼻饲法物品准备。

4) 过程控制　若插管过程中,患者出现面色发绀、呛咳,应立即拔出胃管;插入不畅时,应检查口腔,了解胃管是否盘在口咽部;灌注过程中应注意患者取半卧位,每次灌注不超过 200 ml,间隔时间大于 2 小时,温度控制在 38～40 ℃;灌注鼻饲液前后均应使用温开水冲管,避免堵管。

5) 健康教育　注意保持胃管在位,避免牵拉滑脱;留置胃管期间应每天进行 2 次口腔护理;鼻饲后患者可能会出现排便增加,甚至腹泻,属于正常现象,及时做好肛周皮肤护理。

### 四、临床思维要点

鼻饲的临床思维要点在于将操作与患者疾病相结合进行思考,充分评估治疗方案,根据治疗方案进行用物选择与准备;根据患者病情选择合适的体位;置管成功后根据患者年龄、病情合理匀速灌注;根据实际情况妥善固定导管;给予相应的健康教育。

## 五、自我测试

　　🄴 自我测试 2-10-1

# 第十一节　吸　痰　术

　　吸痰术指经口、鼻腔、人工气道将呼吸道的分泌物吸出,以保持呼吸道通畅,预防吸入性肺炎、肺不张、窒息等并发症的一种方法。临床上主要用于年老体弱、危重、昏迷、麻醉未清醒前等各种原因引起的不能有效咳嗽、排痰者。

## 一、学习目标

### (一) 素养目标

(1) 能与患者有效沟通,缓解患者焦虑情绪。

(2) 具有同理心,能从患者角度思考问题。

(3) 具有爱伤观念,降低患者的创伤。

### (二) 知识目标

(1) 能正确描述吸痰术的定义。

(2) 能正确阐述吸痰的目的。

(3) 能正确阐述吸痰的原则。

(4) 能准确说出负压调节的原则。

### (三) 技能目标

(1) 能结合治疗方案与患者病情,正确选择吸痰装置。

(2) 能结合治疗方案与患者病情,选择合适的吸痰管。

(3) 能结合治疗方案与患者病情,正确调节负压。

(4) 能及时排除各种吸痰不畅故障。

## 二、操作流程概述

### (一) 目的

(1) 清除呼吸道分泌物,保持呼吸道通畅。

(2) 促进呼吸功能,改善肺通气。

(3) 预防并发症发生。

### (二) 评估

　　1. 治疗方案评估　包括吸痰目的和压力调节。若为紧急状态下,可用注射器吸痰;若非紧急治疗情况,可采用中心负压装置或电动负压装置进行吸痰。

2. 患者评估　包括患者的年龄、病情、意识、治疗情况等,有无将呼吸道分泌物排出的能力,心理反应和配合程度,以及目前的血氧饱和度。

### (三)计划

1. 环境准备　病室整洁,光线充足、环境安静。

2. 患者准备　了解吸痰的目的、方法、注意事项及配合要点;血氧饱和度下降时,先提高氧浓度,建议在吸痰前 30~60 秒提供纯氧吸入。

3. 护士准备　衣帽整洁,修剪指甲,洗手,戴口罩。

4. 用物准备

1) 中心吸引器吸痰术　①治疗盘内备:有盖罐 2 个(试吸罐和冲洗罐、内盛无菌 0.9%氯化钠溶液)、一次性无菌吸痰管数根、无菌纱布、无菌止血钳或镊子、无菌手套、弯盘。②治疗盘外备:中心负压吸引器、快速手消毒剂。③其他:必要时备压舌板、张口器、拉舌钳。

2) 电动吸引器吸痰术　①治疗盘内备:有盖罐 2 个(试吸罐和冲洗罐、内盛无菌 0.9%氯化钠溶液)、一次性无菌吸痰管数根、无菌纱布、无菌止血钳或镊子、无菌手套、弯盘。②治疗盘外备:电动负压吸引器、快速手消毒剂。③其他:必要时备压舌板、张口器、拉舌钳、电插板等。

3) 注射器吸痰术　①治疗盘内备:50 ml 注射器数个、一次性无菌吸痰管、弯盘、一次性手套。②治疗盘外备:快速手消毒剂。

### (四)实施

🅔 图 2-11-1　吸痰术操作流程图

### (五)评价

🅔 图 2-11-2　吸痰术操作评价表

## 三、案例详情与思维解析

### (一)案例一

> 患儿,刘××,女,3 岁,身高 90 cm,体重 26 kg。患儿因高热、惊厥、肺炎收治入院。患儿现痰多黏稠,无力自行咳出,听诊两肺湿啰音。医嘱予以立即吸痰,立即执行! 请遵医嘱予吸痰。

1. 操作任务　遵医嘱予以立即吸痰。

2. 思维解析

1) 治疗方案评估　患儿因高热、惊厥、肺炎收治入院。现患儿痰多,无力自行咳出,血氧饱和度为 87%,听诊两肺湿啰音。应立即给予吸痰,选用电动吸引器吸痰。因患儿年龄 3 岁,调节负压时应注意不低于 40 kPa;插管时注意不可有负压,以免损伤呼吸道;每次吸痰时间控制在 15 秒以内。

2) 患者评估　痰液黏稠时,可先行雾化吸入,稀释痰液后再进行吸痰。

3) 健康教育　指导家属定期为患儿拍背,利于痰液松动,便于排出;饮食应以清淡为主,不可浓度过高,以免增加痰液黏稠度;若出现呼吸困难、痰液排出不畅,应及时告知医护人员。

### (二) 案例二

患者,李××,女,67 岁,退休教师,高中文化,身高 158 cm,体重 68 kg。患者因脑梗死合并肺部感染,行气管切开。查体:双肺明显湿啰音。实验室检查:白细胞计数 $20.8×10^9/L$,中性粒细胞占比 90%。入院诊断:脑梗死,重症肺炎。

患者入院后遵医嘱予以床旁心电监护,气道湿化半小时,正压雾化吸入(每天 2 次),每 4 小时各翻身、拍背 1 次。12:00 护士发现患者血氧饱和度降至 87%,立即通知医生,医嘱予以立即吸痰。

1. 操作任务　遵医嘱予以吸痰。

2. 思维解析

1) 治疗方案评估　患者目前为气管切开,吸痰应考虑先经气管切开处吸痰,再从口鼻腔吸痰,注意无菌操作;每次吸痰时间不超过 15 秒;吸痰管的直径应小于气管套管直径的 50%。

2) 患者评估　患者目前血氧饱和度低,应在吸痰前 30~60 秒给予 100% 纯氧吸入。

3) 用物准备　根据以上评估,应准备吸痰相关用物,必要时备压舌板。

4) 压力调节　成人压力维持在 40~53.3 kPa(300~400 mmHg)。

5) 健康教育　尽量给予半卧位,有利于排痰;呼吸道有分泌物时应及时告知护士给予吸痰。

### 四、临床思维要点

吸痰的临床思维要点在于将操作与患者疾病相结合进行思考,充分评估治疗方案,根据治疗方案进行用物选择与准备;根据患者病情选择合适的体位;根据患者年龄和病情合理调节吸痰压力;给予相应的健康教育。

### 五、自我测试

自我测试 2－11－1

# 第十二节　氧　疗

氧疗是通过供氧来提高动脉血氧分压(arterial partial pressure of oxygen,$PaO_2$)和动脉血氧饱和度(arterial oxygen saturation,$SaO_2$),增加动脉血氧含量(arterial oxygen content,$CaO_2$),纠正各种原因引起的缺氧状态,促进组织新陈代谢,维持机体生命活动的一种治疗方法。

# 一、学习目标

## （一）素养目标

（1）能与患者有效沟通，缓解患者焦虑情绪。
（2）具有同理心，能从患者角度思考问题。
（3）具有爱伤观念，降低患者的创伤。

## （二）知识目标

（1）能正确描述氧疗的定义。
（2）能正确阐述氧疗的目的。
（3）能正确阐述氧疗的原则。
（4）能准确说出氧疗的不良反应。

## （三）技能目标

（1）能结合治疗方案与患者病情，正确选择供氧装置。
（2）能结合治疗方案与患者病情，选择合适的氧疗工具。
（3）能结合治疗方案与患者病情，正确调节氧浓度和流量。
（4）能及时排除各种吸氧故障。

# 二、操作流程概述

## （一）目的

（1）纠正各种原因造成的缺氧状态，提高 $PaO_2$ 和 $SaO_2$，增加 $CaO_2$。
（2）促进组织的新陈代谢，维持机体生命活动。

## （二）评估

1. 治疗方案评估　包括氧疗目的、氧疗疗程、给氧浓度和流量。若为住院期间用氧，可选择鼻导管、鼻塞法或面罩吸氧；若需外出检查，可选择氧气枕吸氧；若居家，可采用便携式供氧装置。

2. 患者评估　包括患者的年龄、病情、意识、治疗情况等，心理反应和配合程度，以及是否了解氧疗的目的、方法、注意事项及配合要点。

## （三）计划

1. 环境准备　病室安静整洁，温度适宜，光线充足，远离火源。
2. 患者准备　了解氧疗的目的、方法、注意事项及配合要点；取舒适卧位，愿意配合。
3. 护士准备　衣帽整洁，修剪指甲，洗手，戴口罩。
4. 用物准备　①治疗盘内备：小药杯（内盛冷开水）、纱布、弯盘、鼻导管（鼻塞、面罩）、棉签。②治疗盘外备：氧气压力表装置（含湿化瓶，瓶内装 1/2～2/3 无菌蒸馏水）、用氧记录单、笔、标志。

## （四）实施

图 2-12-1　氧疗操作流程图

## （五）评价

图 2-12-2　氧疗操作评价表

## 三、案例详情与思维解析

### （一）案例一

> 患者,李××,男,65岁,退休工人,身高155 cm,体重60 kg,已婚,有吸烟史。患者自感胸闷不适,嘴唇青紫,呼吸困难。实验室检查示 $PaO_2$ 40 mmHg,$SaO_2$ 65%。医嘱给予鼻导管吸氧,立即执行！请遵医嘱予以患者鼻导管吸氧。

1. 操作任务　遵医嘱予以患者鼻导管吸氧。

2. 思维解析

1）治疗方案评估　患者因胸闷不适,嘴唇青紫,呼吸困难,$PaO_2$ 40 mmHg,$SaO_2$ 65%。医嘱给予面罩吸氧,以改善缺氧症状。在用氧过程中,需注意用氧安全,做好防震、防火、防油、防热措施。吸氧开始时,应先调节氧流量,再使用。

2）患者评估　目前患者呼吸困难,$PaO_2$ 40 mmHg,$SaO_2$ 65%,判断为中度缺氧,应给予患者半卧位,有利于呼吸;患者有吸烟史,应督促其戒烟。

3）健康教育　着重强调戒烟的重要性。吸烟不仅不利于缺氧症状的改善,还会威胁用氧安全;指导正确氧疗的方法。

### （二）案例二

> 患者,刘××,男,65岁,退休工人,身高176 cm,体重76 kg。患者发热3天,今晨起呼吸困难,于今日入院。查体:体温39.0℃,脉搏110次/分,呼吸28次/分,血压140/89 mmHg。胸片检查双肺可见密度增高的大片状阴影。入院诊断:慢性阻塞性肺气肿。
>
> 患者入院后遵医嘱予以床旁心电监护,氧疗。

1. 操作任务　遵医嘱予以氧疗。

2. 思维解析

1）治疗方案评估　患者因为低张性缺氧,其 $PaO_2$ 和 $SaO_2$ 明显低于正常水平。吸氧能提高 $PaO_2$、$SaO_2$ 和 $CaO_2$,使组织供氧增加,因而疗效最为显著。

2）患者评估　患者现病史,发热、咳嗽,双肺明显湿啰音,呼吸道感染,提示患者存在心力衰竭诱发因素。应给予患者端坐卧位,双腿下垂,以减轻心脏负担。为避免循环负荷过重、降低心脏前负荷,应限制入量并控制输液速度。

3）用物准备　根据以上评估,应准备氧疗相关用物。

4）给氧浓度　吸氧浓度(%)=21+4×氧流量(L/min)。

5) 健康教育　不可自行调节氧流量;不可在氧气管道周围吸烟或使用明火;氧疗过程中,可定期使用湿棉签湿润鼻腔黏膜,避免干燥不适;氧疗过程中如有不适,应立即告知医护人员。

## 四、临床思维要点

氧疗的临床思维要点在于将操作与患者疾病相结合进行思考,充分评估治疗方案,根据治疗方案进行用物选择与准备;根据患者病情选择合适的体位与氧疗工具;根据患者的年龄和病情合理调节氧流量;根据实际情况妥善固定;给予相应的健康教育。

## 五、自我测试

自我测试 2 - 12 - 1

# 第十三节　雾 化 吸 入

雾化吸入法是应用雾化装置将药液分散成细小的雾滴,经鼻或口吸入呼吸道,以达到预防和治疗疾病的目的。吸入药物除了对呼吸道局部产生作用外,还可通过肺组织吸收而产生全身性疗效。

## 一、学习目标

### (一) 素养目标

(1) 能与患者有效沟通,缓解患者焦虑情绪。
(2) 具有同理心,能从患者角度思考问题。
(3) 具有爱伤观念,降低患者的创伤。

### (二) 知识目标

(1) 能正确描述雾化吸入的定义。
(2) 能正确阐述雾化吸入的目的。
(3) 能正确阐述雾化吸入的原则。
(4) 能准确说出雾化吸入的原理。

### (三) 技能目标

(1) 能结合治疗方案与患者病情,正确选择雾化吸入工具。
(2) 能结合治疗方案与患者病情,正确加强雾化吸入作用。
(3) 能及时排除各种雾化吸入故障。

## 二、操作流程概述

### (一) 目的

1. 湿化气道　适用于呼吸道湿化不足、痰液黏稠、气道不畅的患者,也可作为气管切开术后的常规治疗手段。

2. 控制感染　消除炎症,控制呼吸道感染。常用于咽喉炎、支气管扩张、肺炎、肺脓肿、肺结核等患者。

3. 改善通气　解除支气管痉挛,保持呼吸道通畅。常用于支气管哮喘等患者。

4. 祛痰镇咳　解除呼吸道黏膜水肿,稀释痰液,帮助祛痰。

### (二) 评估

1. 治疗方案评估　包括雾化吸入目的、治疗疗程、药物的性质(pH 值、渗透压等)。若为氧气雾化吸入,应注意用氧安全,室内避免火源。

2. 患者评估　包括患者的病情、治疗情况、用药史、过敏史,意识状态、肢体活动能力、对用药的认知及合作程度,呼吸道是否通畅、口腔黏膜有无感染、溃疡,以及是否了解雾化吸入的目的、方法、注意事项及配合要点。

### (三) 计划

1. 环境准备　病室安静整洁,温度适宜,光线充足。

2. 患者准备　了解雾化吸入的目的、方法、注意事项及配合要点;取卧位或坐位。

3. 护士准备　衣帽整洁,修剪指甲,洗手,戴口罩。

4. 用物准备

1) 超声波雾化吸入法　①治疗车上层:超声波雾化吸入器 1 套、水温计、弯盘、冷蒸馏水、0.9%氯化钠溶液、药液、手消毒剂。②治疗车下层:锐器盒、生活垃圾桶、医用垃圾桶。

2) 氧气雾化吸入法　①治疗车上层:氧气雾化吸入器、氧气装置 1 套、弯盘、0.9%氯化钠溶液、药液、手消毒剂。②治疗车下层:锐器盒、生活垃圾桶、医用垃圾桶。

### (四) 实施

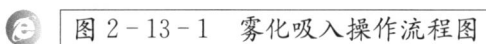
图 2-13-1　雾化吸入操作流程图

### (五) 评价

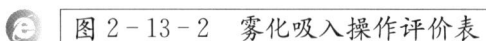
图 2-13-2　雾化吸入操作评价表

## 三、案例详情与思维解析

### (一) 案例一

　　患者,李××,女,72 岁,退休教师,身高 163 cm,体重 60 kg,已婚,育有一女。患者有慢性支气管炎 10 余年,否认家族性疾病史。患者于昨日在全麻下行腹腔镜阑尾切除术,术后生命体征平稳。伤口疼痛,评估 4 分。主诉痰多,不易咳出。医嘱予以盐酸氨溴素 30 mg 雾化吸入,立即执行! 请遵医嘱予以雾化吸入。

1. 操作任务　遵医嘱予以盐酸氨溴素 30 mg 雾化吸入。

2. 思维解析

1）治疗方案评估　患者术后痰多，既往有慢性支气管炎史，医嘱予以雾化吸入，可使用氧气雾化吸入。操作中应注意用氧安全，室内避免火源，湿化瓶内勿盛水，以免液体进入雾化器内稀释药液，影响疗效。

2）患者评估　患者术后伤口疼痛，可给予半坐卧位减轻腹部伤口疼痛。因患者既往有支气管炎病史，应注意观察痰液排出情况。若痰液仍未咳出，可采用拍背、吸痰等方法协助排痰。

3）健康教育　教会患者深呼吸及用深呼吸配合雾化吸入进行排痰；同时强调半卧位可有助于痰液的排出。

### （二）案例二

患者，施××，男，50 岁，建筑工人，初中文化，身高 170 cm，体重 65 kg。近日因高空坠楼至多根、多处肋骨骨折，血气胸，肝脾破裂，骨盆骨折，肠穿孔，急诊入院行剖腹探查术。术后转入中心 ICU 监护。今日为术后第 6 天，转回普通病房。患者目前留置导管 7 根，卧床，床上活动，肺部坠积性肺炎，流质饮食。

患者入科后遵医嘱予以床旁心电监护，消炎、化痰、保胃、营养等补液治疗，雾化吸入稀释痰液。14:30 患者突然出现咳嗽、呛咳，继而出现呼吸急促，听诊发现双肺哮鸣音、痰鸣音。立即通知医生，医嘱予以氧气吸入，布地奈德混悬液 2 ml＋盐酸氨溴素 30 mg 雾化吸入，吸痰。

1. 操作任务　医嘱予以氧气吸入，吸入布地奈德混悬液 2 ml＋盐酸氨溴素 30 mg 雾化液，吸痰。

2. 思维解析

1）治疗方案评估　患者因多发伤术后 6 天，长期卧床，出现坠积性肺炎。目前痰多且黏稠，由于创伤大，无力咳出，可采用超声波雾化吸入法。该方法可根据患者具体病情调节雾量，雾滴均匀，治疗效果较好。

2）患者评估　患者突然出现咳嗽、呛咳，继而出现呼吸急促，听诊双肺可闻及哮鸣音和痰鸣音。雾化吸入后应立即给予吸痰，避免痰液稀释后无法及时咳出，引起误吸。

3）用物准备　根据以上评估，除准备超声波雾化吸入用物外，还应准备吸痰物品。

4）健康教育　因患者无法下床活动且导管多，指导其在床上活动，多拍背，尽量取半卧位，这有利于痰液排出；教会患者深呼吸及用深呼吸配合雾化吸入进行排痰。

## 四、临床思维要点

雾化吸入的临床思维要点在于将操作与患者疾病相结合进行思考，充分评估治疗方案，根据治疗方案进行用物选择与准备；根据患者病情选择合适的体位；根据患者的年龄、病情，以及药物性质合理雾化吸入方法；给予相应的健康教育。

## 五、自我测试

自我测试 2 - 13 - 1

# 第十四节　压力性损伤的预防

压力性损伤是由于身体局部组织长期受压,血液循环障碍,局部组织持续缺血、缺氧以及营养缺乏,致使皮肤失去正常功能,最终引发的局限性组织破损和坏死。这种情况通常发生在骨隆突处,由压力(包括压力联合剪切力)所致。

## 一、学习目标

### (一) 素养目标

(1) 能与患者有效沟通,取得患者的理解与配合。

(2) 具有同理心,能从患者角度思考问题。

(3) 具有爱伤观念,降低患者的创伤。

### (二) 知识目标

(1) 能正确叙述压力性损伤预防护理的评估内容。

(2) 能正确阐述压力性损伤、剪切力的概念。

(3) 能正确举例说明压力性损伤发生的高危人群及预防措施。

(4) 能正确理解预防压力性损伤的护理措施。

### (三) 技能目标

(1) 能结合患者病情,正确实施压力性损伤预防护理。

(2) 能正确运用所学知识对患者进行压力性损伤预防的健康教育。

## 二、操作流程概述

### (一) 目的

(1) 促进皮肤的血液循环,预防压力性损伤的发生。

(2) 观察患者的一般情况,了解皮肤状况,满足患者的身心需求。

(3) 综合评估患者压力性损伤的危险因素及易患部位,给予及时正确的护理。

### (二) 评估

1. **患者评估**　评估患者是否为压力性损伤高危人群,若为老年患者之外的危险人群,可使用 Braden 危险因素评估表进行风险评估;若为老年患者,可使用 Norton 压疮风险评估量表进行风险评估。压力性损伤危险因素评估,包括患者皮肤状况、行为/行动能力、灌注及氧合、营养状态、皮肤潮湿度、年龄、体温、感知觉、血液学指标及健康状况等。评估患者压力性损伤的易患部位,特别是使用医疗器械的患者,重点评估医疗器械与皮肤接触的相关部位。评估患者的心理反应、情绪及配合程度。评估患者是否了解压力性损伤预防的目的、方法、注意事项及配合要点。

2. 环境评估 操作过程涉及患者皮肤暴露,应根据季节调节室温及关闭门窗,同时做好患者隐私保护。

3. 操作方案评估 根据患者情况、操作环境、病房设施及用物选择合适的操作方案。首先,根据患者制动程度、对微环境控制和剪切力降低的需求、患者体型和体重以及病房设施,选择和使用合适的支撑面,如泡沫床垫、气垫床、减压坐垫等。其次,根据患者的组织耐受度、移动和活动能力、病情、皮肤状况以及支撑面的情况,选择合适的翻身体位、频率与角度。最后,根据患者皮肤状况,决定是否选择按摩及选择合适的按摩介质,并挑选适宜的皮肤保护用品。

### (三) 计划

1. 环境准备 病室安静整洁,温度适宜,光线充足,必要时备屏风保护患者隐私。

2. 患者准备 了解预防压力性损伤的目的、方法、注意事项及配合要点;操作前协助患者排尿、排便。

3. 护士准备 衣帽整洁,修剪指甲,洗手,戴口罩。

4. 用物准备 ①治疗车上层:治疗盘、浴巾、润肤乳、支撑物、皮肤保护用品、手消毒剂、翻身卡。②治疗车下层:生活垃圾桶、医用垃圾桶。③其他:屏风,必要时备毛巾、脸盆(内盛 50～52 ℃温水)。

### (四) 实施

图 2-14-1 压力性损伤预防操作流程图

### (五) 评价

图 2-14-2 压力性损伤的预防操作评价表

## 三、案例详情与思维解析

### (一) 案例一

患者,张××,男,80 岁,小学文化程度,退休工人,身高 172 cm,体重 85 kg。患者反复胸闷气促 10 余年,伴咳嗽咳痰及下肢水肿 1 年余,症状加重 2 周,为进一步治疗入院。门诊拟"心力衰竭"收入院,患者乏力,卧床休息,2 年前曾患缺血性脑卒中,四肢肌力下降活动不便,生活需家人协助。入院查体:体温 36.8 ℃、脉搏 120 次/分、呼吸 26 次/分、血压 137/100 mmHg、血氧饱和度 92%,双肺可闻及干湿啰音,腹软无压痛,双下肢中度凹陷性水肿;实验室检查:N 末端 B 型利钠肽原(NT-proBNP)6 820 ng/L,人血白蛋白 30 g/L。医嘱予以心内科护理常规,二级护理,低盐饮食,强心利尿扩血管治疗,每 2 小时翻身 1 次。

1. 操作任务 请给予患者压力性损伤预防的护理。

**2. 思维解析**

1) 患者评估 患者为 80 岁老年男性,患有缺血性脑卒中,四肢肌力下降,活动不便。其 BMI $\geqslant 28\,kg/m^2$,属于肥胖人群;双下肢凹陷性水肿;人血白蛋白 30g/L,提示营养不良。综合以上情况,患者为压力性损伤的老年高危人群。可使用 Norton 压疮风险评估量表进行危险因素评估。主要危险因素包括:高龄、活动能力下降、氧合较低、患者乏力需卧床、营养状态差等。Norton 压疮风险评分<14 分,提示患者有发生压力性损伤的风险,需采取预防措施。对患者压力性损伤易患部位进行评估,并选择合适的皮肤保护用品。

2) 操作方案评估 患者目前皮肤完整,无反应性充血,无翻身侧卧禁忌证。医嘱予以每 2 小时翻身 1 次。在为患者进行翻身侧卧时,可给予按摩,使用皮肤保护用品,使用支撑物扩大支撑面,给予舒适体位以减轻剪切力。翻身侧卧时可采用小角度翻身(如 30°斜侧卧位)等综合预防方案。

3) 健康教育 着重强调体位变换、加强高蛋白食物的摄入、使用皮肤保护用品以及扩大支撑面等措施在预防压力性损伤中的重要性,以及预防压力性损伤对患者健康的重要意义。

### (二)案例二

> 患者,李××,男,39 岁,建筑工人,高中文化程度,身高 175 cm,体重 70 kg。患者因工作时不慎从高处坠落 3 小时急诊入院。入院时患者皮肤多处擦伤。查体:体温 36.5℃,脉搏 115 次/分,呼吸 20 次/分,血压 85/53 mmHg,神志清,双下肢活动障碍,肌力 0 级,感知觉消失;影像学检查:腰椎第二节段($L_2$)椎体爆裂骨折,骨折块凸向椎管。拟"$L_2$ 椎体骨折并截瘫"收治入院。入院后行甲泼尼龙冲击治疗和甘露醇脱水治疗,行椎管减压复位+椎弓根螺钉固定术,同时留置导尿,尿液淡黄清亮,伤口引流管通畅。术后 2 小时,患者体温 36.8℃,脉搏 108 次/分,呼吸 20 次/分,血压 86/51 mmHg,神志清,伤口引流管引流出血性液体约 80 ml,平卧位。静脉血栓风险评分 9 分,医嘱予以间歇充气加压泵每天使用 18 小时以预防静脉血栓,同时每 2 小时翻身 1 次以预防压力性损伤。

**1. 操作任务** 给予患者压力性损伤预防的护理。

**2. 思维解析**

1) 患者评估 患者为年轻男性,脊髓损伤,椎管减压复位+椎弓根螺钉固定术后,属于压力性损伤高危人群。可使用 Braden 危险因素评估表进行危险因素评估。主要危险因素包括:皮肤多处擦伤,双下肢活动障碍,肌力 0 级,感知觉消失,血压 86/51 mmHg 提示可能存在灌注不足。Braden 危险因素评分<18 分,提示患者有发生压力性损伤的危险,需采取预防措施。患者为 $L_2$ 椎体爆裂骨折,椎管减压复位+椎弓根螺钉固定术后应卧床休息,可采取仰卧位或侧卧位。根据这两种体位的压力性损伤易患部位,选择合适的皮肤保护用品。患者进行体位变换时,应遵循轴线翻身的方法。支撑面应选择硬质的泡沫床垫或气垫床。

2) 操作方案评估 患者目前皮肤多处擦伤,需遵循轴线翻身的要求,翻身角度应小于

60°,且需维持脊柱的稳定性。因此,不建议在翻身侧卧时进行按摩。应给予每 2 小时轴线翻身 1 次,使用皮肤保护用品,放置支撑物以扩大支撑面,给予舒适的体位以减轻剪切力等综合预防方案。

3) 健康教育 着重强调体位变换、使用皮肤保护用品、扩大支撑面等措施对预防压力性损伤的重要性,以及预防压力性损伤对患者健康的重要意义。指导患者有效进行上肢功能锻炼,指导患者家属协助患者进行下肢关节活动和肌肉按摩,以促进血液循环,减少压力性损伤的发生。

### 四、临床思维要点

压力性损伤预防的临床思维要点在于综合评估患者情况与危险因素,结合病区的软硬件环境进行思考,选择合适的操作方案,包括选择合适的评估工具,制订正确的体位变换频率、方式与方法,全身与局部按摩的方式、方法,皮肤保护用品与保护部位,扩大支撑面的用物,以及健康教育的内容。

### 五、自我测试

自我测试 2 - 14 - 1

# 第十五节 分级防护技术

分级防护是指医务人员应根据在工作时接触不同疑似传染病患者或临床确诊传染病患者,以及操作导致感染的危险性程度,采取适宜的防护措施。

## 一、学习目标

### (一) 素养目标
(1) 具有高度的职业认同与职业荣誉感。
(2) 具有爱岗敬业与自我奉献精神。
(3) 具有敬业、精益、专注、创新等工匠精神。

### (二) 知识目标
(1) 能正确阐述各级防护的适用范围。
(2) 能正确阐述各级防护的防护要求。
(3) 能正确阐述各类防护用品使用的注意事项。

### (三) 技能目标
(1) 能正确使用各类防护用品。
(2) 能正确选择进行手卫生的方法并实施。
(3) 能结合患者情况和实施的护理操作,正确选择防护级别并正确实施。

（4）能正确处理职业暴露。

## 二、操作流程概述

### （一）目的

预防和控制院内感染,保护医护工作者,避免发生职业暴露,保障职业安全。

### （二）评估

1. **工作场所评估** 若为普通门诊(除外内科/急诊科/感染科/儿科门诊)、普通病房(除外感染科/呼吸内科病房)、医技科室(除外放射科 CT 室/检验科)工作人员适用一级防护低风险区防护措施;若为预检分诊处,急诊科,内科、感染科及儿科门诊,感染科及呼吸内科病房,ICU,放射科 CT 室,以及检验科的工作人员,适用一级防护高风险区防护措施;若为发热门诊,高度疑似或确诊甲类或按甲类管理的乙类传染病患者的留观室或隔离病房的工作人员,适用二级防护或三级防护。

2. **患者评估** 若患者为非传染性疾病,则工作人员适用一般防护;若患者为按乙类或丙类管理的传染病患者,则工作人员适用一级防护;若患者为甲类或按甲类管理的乙类传染病患者或高度疑似患者,则工作人员根据工作内容不同选择二级或三级防护。

3. **工作内容评估** 为甲类或按甲类管理的乙类传染病病患者或高度疑似患者实施非高危护理操作,或转运该类患者、处理其遗体的工作人员,适用二级防护;为甲类或按甲类管理的乙类传染病病患者或高度疑似患者实施气管插管、支气管镜检查、吸痰、咽拭子采样和心肺复苏等高危护理操作的工作人员,适用三级防护。

### （三）计划

1. **环境准备** 清洁区宽敞明亮,备穿衣镜、座椅;半污染区(缓冲区)宽敞,备洗手设施。

2. **护士准备** 衣帽整洁,修剪指甲,洗手,戴口罩,若需二级或三级防护时护士穿分体式工作服。

3. **用物准备**

1）一级防护(低风险区) 工作服、外科口罩、手消毒剂、生活垃圾桶、医用垃圾桶。

2）一级防护(高风险区) 工作服(必要时备隔离衣)、圆帽、医用防护口罩、医用乳胶手套、手消毒剂、生活垃圾桶、医用垃圾桶。

3）二级防护 分体式工作服、圆帽、医用防护口罩、护目镜、防护服、靴套、医用乳胶手套、手消毒剂、生活垃圾桶、医用垃圾桶、穿衣镜。

4）三级防护 分体式工作服、圆帽、医用防护口罩、护目镜、防护服、靴套、医用乳胶手套、全面型防护面罩、手消毒剂、生活垃圾桶、医用垃圾桶、穿衣镜。

### （四）实施

图 2-15-1 分级防护操作流程图

### （五）评价

图 2-15-2 分级防护操作评价表

## 三、案例详情与思维解析

### （一）案例一

患者,李××,男,54岁,珠宝商人。患者以"发热6天"为代主诉入院。发病前患者曾从深圳进货返回家乡,返家后第二天出现发热,体温峰值为38℃,伴全身乏力,无咳嗽咳痰、呼吸困难,于当地治疗无效遂转入我院。血常规检查:白细胞计数$5.75×10^9$/L,中性粒细胞占比61.4%,淋巴细胞占比21.4%,C反应蛋白<10 mg/L;胸部CT检查示:双肺多发斑片状影,边界模糊,呈毛玻璃样改变,局部实变,不排除严重急性呼吸综合征可能,请结合实验室检查及临床症状诊断。发热门诊以"严重急性呼吸综合征疑似病例"收住感染科单间隔离病房。你是感染科的一名护士,收到通知接受新入院患者,请你做好自身防护为患者测量生命体征。

1. 操作任务　正确判断分级防护级别,并穿戴与脱卸防护用品。
2. 思维解析

1）工作场所评估　该护士工作环境为感染科,若科室收治的患者为按乙类或丙类管理的传染病患者,则科室工作人员适用一级防护;若该科室为收治严重急性呼吸综合征疑似或确诊的患者(该时间段内严重急性呼吸综合征为按甲类管理的乙类传染性疾病),科室工作人员则适用二级防护或三级防护。

2）患者评估　患者有发热、乏力症状;胸部CT检查示:双肺多发斑片状影,边界模糊,呈毛玻璃样改变,局部实变,不排除严重急性呼吸综合征可能,请结合实验室检查及临床症状诊断;结合"深圳进货返乡"的流行病学史,患者为高度疑似严重急性呼吸综合征患者,则科室工作人员适用二级防护或三级防护。

3）工作内容评估　该护士的工作内容是为患者测量生命体征,属于非高危护理操作,适用二级防护。

### （二）案例二

患者,李××,男,51岁,工人。"以发热、咳嗽10天"为代主诉入院。患者发病前曾因心脏病前往北京某医院就医,随后返回家乡。返家后3天,患者出现发热,峰值39.4℃,阵发性干咳伴心慌胸闷、四肢乏力,口服感冒药疗效欠佳,无口唇发绀、呼吸急促。于当地治疗效果不佳,转入我院。血常规检查示:白细胞计数$5.23×10^9$/L,中性粒细胞占比72.3%,淋巴细胞占比17.4%,C反应蛋白<12.97 mg/L。胸部CT检查示:双肺感染表现,考虑严重急性呼吸综合征可能,请结合实验室检查及临床症状诊断。发热门诊拟"严重急性呼吸综合征疑似病例"收住感染科单间隔离病房。入院后第2天,疾控中心特异性病原学检测结果显示阳性,确诊为严重急性呼吸综合征。医嘱予以对症支持治疗,第3天患者体温峰值下降,呼吸困难逐渐加重,鼻导管吸氧(6 L/min)状态下静息时血氧饱和度波动于82%～85%,急查血气分析:

pH 值 7.5,血氧饱和度 81%,PaO$_2$ 79 mmHg, PaCO$_2$ 33 mmHg,考虑合并呼吸衰竭,考虑为严重急性呼吸综合征,经专家会诊后转入 ICU 隔离病房,医嘱予以气管切开接呼吸机机械通气。你是 ICU 当班护士,需协助医生完成气管切开并为患者吸痰。

1. 操作任务　正确判断分级防护级别,并穿戴与脱卸防护用品。

2. 思维解析

1) 工作场所评估　该护士的工作场所为 ICU。按照分级防护各级别的适用范围进行评估,ICU 工作人员适用一级防护(高风险区)措施。然而,该护士即将进入的工作环境为 ICU 收治高度疑似严重急性呼吸综合征患者(该时间段内严重急性呼吸综合征为按甲类管理的乙类传染性疾病)的隔离病房,因此该护士应采取二级防护或三级防护。

2) 患者评估　患者有发热、阵发性干咳伴心慌胸闷、四肢乏力的症状。胸部 CT 示:双肺感染表现,考虑严重急性呼吸综合征可能,请结合实验室检查及临床症状诊断。结合该患者在北京某医院(该医院为当时收治严重急性呼吸综合征确诊病例的高风险区)就医的流行病学史,为高度疑似严重急性呼吸综合征患者。因此,该科室工作人员适用二级防护或三级防护。

3) 工作内容评估　该护士的工作内容为协助医生完成气管切开并为患者吸痰,属于侵入性高危护理操作,适用三级防护。

## 四、临床思维要点

分级防护的临床思维要点在于将医务人员的工作环境、所面对的患者情况及即将进行的工作内容相结合进行思考,以正确判断自身应采取的防护级别,根据防护级别以及所处风险区域,选择合适的个人防护用品,必要时在不同防护级别的必需防护用品的基础上增加防护用品。例如,在收治按乙类或丙类管理的传染病患者的感染性疾病科室,工作人员在一级防护(高风险区)必要措施的基础上穿隔离衣;在为按甲类管理的呼吸道传播的传染性疾病患者进行非高危护理操作时,若患者存在频繁的咳嗽、咳痰症状,可在二级防护必要措施的基础上戴防护面屏。

## 五、自我测试

自我测试 2-15-1

# 第三章 成人护理操作技术的临床思维

## 第一节 血糖监测

　　血糖监测是糖尿病患者日常管理的重要内容和基础手段。血糖监测结果能反映糖尿病患者糖代谢紊乱的程度，能发现药物、饮食、运动、情绪、应激、疾病等对血糖的影响，有助于为患者制订个体化生活方式干预方案和治疗方案，提高治疗的有效性和安全性。临床常用的血糖监测方法包括毛细血管血糖、糖化血红蛋白、糖化白蛋白和持续葡萄糖监测等，其中用血糖仪监测毛细血管血糖能快速获得血糖数值，反映实时血糖水平，是血糖监测最基本的形式和最常用的手段。本节主要介绍血糖仪测量毛细血管血糖法。

### 一、学习目标

#### （一）素养目标

（1）能与患者有效沟通，缓解患者焦虑情绪。

（2）具有同理心，能从患者角度思考问题。

（3）具有爱伤观念，降低患者的创伤。

#### （二）知识目标

（1）能正确描述血糖监测的目的。

（2）能准确阐述血糖浓度的正常范围。

（3）能正确分析异常血糖浓度的临床意义。

#### （三）技能目标

（1）能结合患者病情，正确评估患者。

（2）能结合患者病情，正确测量血糖。

（3）能根据血糖测量结果，正确护理患者并给予健康教育。

### 二、操作流程概述

#### （一）目的

（1）监测血糖水平，评价代谢指标，为临床治疗提供依据。常用于各种原因引起的血糖变化，如禁食、剧烈呕吐、手术、昏迷等患者。

（2）监测血糖变化，为指导患者合理饮食、运动及调整用药提供依据，是糖尿病整体治疗的重要组成部分。常用于 1 型糖尿病、2 型糖尿病、妊娠糖尿病、其他特殊类型糖尿病的患者。

### （二）评估

1. 操作方案评估　包括血糖监测的目的、监测时间、监测频率。根据患者年龄、皮肤状况选择合适的采血针，调节采血针穿刺的深度，对酒精过敏患者可选择其他消毒液。

2. 患者评估　包括患者的意识状态，心理反应、情绪及配合程度，进食情况（空腹或餐后血糖），是否使用降糖药物，末梢循环和皮肤状况，有无酒精过敏。

3. 采血部位评估　包括采血部位的皮肤及末梢循环状况。采血前握拳 2～3 次，或将手臂短暂自然下垂，有助于血管充盈，方便采血。如果手冷，可以将手掌相对快速搓手几十次，感到温热后再进行测量。测血糖首选无名指，其次中指，最后才选小指，不建议在拇指、食指测血糖。每次测血糖时都应更换位置。采血点建议选择指尖指腹侧面，避免使用指腹正面，因指腹正面感觉神经分布较多，采血时疼痛感较强。

### （三）计划

1. 环境准备　病室安静整洁，温度适宜，光线充足。
2. 患者准备　了解血糖监测的目的、方法、注意事项及配合要点。
3. 护士准备　衣帽整洁，修剪指甲，洗手，戴口罩。
4. 用物准备　①治疗车上层：血糖仪、血糖试纸、酒精棉片、干棉签、采血针、一次性手套、手消毒剂、血糖监测记录单。②治疗车下层：锐器盒、生活垃圾桶、医用垃圾桶。

### （四）实施

图 3 - 1 - 1　血糖监测操作流程图

### （五）评价

图 3 - 1 - 2　血糖监测操作评价表

## 三、案例详情与思维解析

### （一）案例一

患者，李××，男，70 岁，退休工人，身高 180 cm，体重 75 kg。20 年前无明显诱因下出现多饮、多食、多尿，空腹血糖为 13.3 mmol/L，诊断为 2 型糖尿病。昨天不小心开水烫伤了右手，今晨采用胰岛素笔自行注射胰岛素后未及时进食，出现全身出冷汗、心慌头晕症状，急诊入院。遵医嘱予以血糖监测。

1. 操作任务　遵医嘱予以血糖监测，立即执行！
2. 思维解析
1）操作方案评估　患者因注射胰岛素后出现不适，医嘱予以血糖监测，需注意血糖试纸在有效期内,血糖仪的型号与试纸相匹配。

2）患者评估 患者出现全身出冷汗、心慌头晕症状,评估时应观察患者的神志、意识、手指皮肤及末梢循环状况。右手有烫伤,测血糖应避开烫伤的手指,建议选择左手手指测量。评估患者进餐及注射胰岛素的具体情况。

3）健康教育 ①告知患者血糖监测结果。②讲解血糖控制的理想范围。正常空腹血糖浓度为 $3.9\sim6.0$ mmol/L,餐后 2 小时血糖浓度应低于 7.8 mmol/L。老年人血糖控制在正常或略高于正常水平即可,就是空腹血糖浓度≤7.0 mmol/L,餐后 2 小时血糖浓度≤10 mmol/L。③普及低血糖相关的知识。使用降糖药物治疗时,血糖浓度≤3.9 mmo/L 就是低血糖,临床表现包括饥饿、软弱、倦怠、乏力、出汗、焦虑、心悸、皮肤感觉异常、肢体震颤、神志改变等。出现以上症状时,首先需快速监测血糖,确认低血糖后补充 $15\sim20$ g 碳水化合物,如 $150\sim200$ ml 纯果汁、葡萄糖片或 3 块方糖等。

### （二）案例二

患者,马××,男,55 岁,工程师,大学文化程度,身高 175 cm,体重 85 kg。2 型糖尿病史 20 年。近日因工作繁忙,连续熬夜 1 周后因出现食欲减退、恶心、头痛、烦躁、呼吸深快有烂苹果味而急诊入院。查体:体温 37.1℃,脉搏 110 次/分,呼吸 26 次/分,血压 130/72 mmHg,血氧饱和度 95%;患者神志清楚,对答切题。医嘱予以血糖监测,立即执行。

1. 操作任务 遵医嘱予以血糖监测,立即执行。

2. 思维解析

1）操作方案评估 用血糖仪测量血糖。确保血糖试纸在有效期内,并与血糖仪型号相匹配。

2）患者评估 患者有 2 型糖尿病史 20 年,出现食欲减退、恶心、头痛、烦躁、呼吸深快有烂苹果味,首先考虑糖尿病酮症酸中毒,可能会出现血糖升高,需准确测量血糖值,测血糖时避开输液一侧的手指。

3）健康教育 让患者知晓血糖测试的结果。当血糖浓度≥10.0 mmol/L 时,从血糖监测、饮食控制、规律运动、调整良好的心态、保证充足的睡眠、遵医嘱用药方面进行有效的健康指导。当血糖浓度≥16.7 mmol/L 时,容易诱发酮症酸中毒,应立即报告医生给予相应的治疗。

## 四、临床思维要点

血糖监测的临床思维要点在于将操作与患者的健康教育相结合进行思考,正确评估患者情况,准确测量血糖,并正确判断血糖数值。血糖可能会出现正常、低血糖、高血糖 3 种情况,根据实际情况采取不同的护理措施。如果血糖正常,应向患者交代日常注意事项;当血糖浓度≤3.9 mmol/L 时,应立即通知医生,并按照低血糖处理流程给予处理;当血糖浓度≥10.0 mmol/L 时,需进一步评估患者血糖控制情况,发现其现存的护理问题,并给予相应的健康教育;当血糖浓度≥16.7 mmol/L 时,容易诱发酮症酸中毒,应立即报告医生给予相应的治疗。

## 五、自我测试

自我测试 3-1-1

# 第二节　胰岛素注射

胰岛素注射是指将胰岛素注入患者体内以达到控制血糖的一种操作方法。胰岛素注射的途径包括静脉注射和皮下注射两种,而注射工具包括胰岛素专用注射器、胰岛素笔和胰岛素泵 3 种。合理选择胰岛素注射装置并掌握正确的胰岛素注射技术,是保证胰岛素治疗效果的重要环节。本节主要介绍使用专用注射器和胰岛素笔进行皮下注射胰岛素的技术。

## 一、学习目标

### (一) 素养目标

(1) 能与患者有效沟通,关注患者需求。
(2) 具有同理心,能从患者角度思考问题。
(3) 具有爱伤观念,降低患者的创伤。

### (二) 知识目标

(1) 能正确解释胰岛素注射的定义。
(2) 能正确阐述胰岛素注射的目的。
(3) 能正确阐述胰岛素注射的注意事项。

### (三) 技能目标

(1) 能结合患者病情与治疗方案,正确选择胰岛素注射工具。
(2) 能结合患者病情与治疗方案,正确选择胰岛素注射部位。
(3) 能结合患者病情与治疗方案,正确注射胰岛素。
(4) 能结合患者病情与治疗方案,给予患者健康教育。

## 二、操作流程概述

### (一) 目的

(1) 使用专用注射器注射胰岛素,控制患者血糖。其适用范围包括:①1 型糖尿病患者;②2 型糖尿病患者伴急、慢性并发症,或处于创伤、手术、妊娠和分娩等应激状态;③经饮食、运动、口服降糖药物治疗后血糖控制不满意的 2 型糖尿病患者;④新发病且与 1 型糖尿病鉴别困难的消瘦糖尿病患者。主要适用于糖尿病患者住院期间或门急诊治疗时的注射。

（2）使用胰岛素笔注射胰岛素,控制患者血糖。适用于需长期使用胰岛素调节血糖的糖尿病患者。胰岛素笔具有注射剂量准确、操作简单、携带保管方便等优点,特别适用于糖尿病患者在家中自我注射。

### （二）评估

1. 操作方案评估　包括胰岛素注射目的、药物名称、药物浓度、药物剂量、注射途径及注射时间。若是短期胰岛素治疗,可根据病情变化及血糖水平,遵医嘱使用专用的胰岛素注射器或胰岛素泵进行注射;若是长期胰岛素治疗,建议使用个人专用的胰岛素笔进行注射。

2. 患者评估　包括患者的病情、意识状态等,最近一次的血糖水平及进餐情况,有无酒精过敏史,心理反应、情绪和配合程度,以及是否了解胰岛素注射的目的和注意事项。

3. 注射部位评估　人体适合注射胰岛素的部位有 4 处,按照胰岛素的吸收速度从快到慢依次是:腹部>上臂外侧>大腿外侧>臀部。有计划地轮换注射部位,能够最有效地保护皮肤,防止同一部位被长期注射而产生皮下脂肪增生或萎缩,影响胰岛素吸收。因此,在注射前需确定本次注射的具体部位,评估皮肤有无破溃、瘢痕、硬结等。

### （三）计划

1. 环境准备　病室安静整洁,温度适宜,光线充足。
2. 患者准备　了解胰岛素注射的目的、方法、注意事项及配合要点。
3. 护士准备　衣帽整洁,修剪指甲,洗手,戴口罩。
4. 用物准备　①治疗车上层:胰岛素专用注射器/胰岛素笔、胰岛素、医嘱单、无菌盘、75％酒精、无菌棉签、一次性手套、手消毒液。②治疗车下层:锐器盒、生活垃圾桶、医用垃圾桶。

### （四）实施

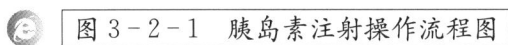

🖝 图 3-2-1　胰岛素注射操作流程图

### （五）评价

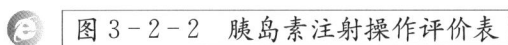

🖝 图 3-2-2　胰岛素注射操作评价表

## 三、案例详情与思维解析

### （一）案例一

患者,陈××,男,16 岁,学生,身高 180 cm,体重 70 kg。因多饮、多食、多尿、体重减轻、乏力 6 个月入院。查体:体温 36.4 ℃,脉搏 92 次/分,呼吸 24 次/分,血压 110/65 mmHg,血氧饱和度 96％。实验室检查:血糖浓度 18.3 mmol/L,糖化血红蛋白 9.4％。诊断为 1 型糖尿病。入院后医嘱予以常规人胰岛素(RI)8 IU 皮下注射,立即执行!

1. 操作任务　遵医嘱予以常规人胰岛素(RI)8 IU 皮下注射,立即执行!

2. 思维解析

1)治疗方案评估　患者确诊为 1 型糖尿病,临时医嘱予以常规人胰岛素皮下注射。应选择专用的胰岛素注射笔,严格遵循"三查七对"原则,准确抽取药液。按照胰岛素注射剂规格(10 ml:400 IU)计算,每 0.1 ml 注射液含胰岛素 4 IU,因此需抽取 0.2 ml。

2)患者评估　包括患者目前的血糖水平,最近一次血糖测量值,以及注射部位局部皮肤状况和进餐情况。胰岛素注射后最常见的不良反应是低血糖,需进一步评估患者对低血糖相关知识的掌握程度。

3)健康教育　告知患者提前准备好食物,注射短效胰岛素 15～30 分钟后必须进食,以免发生低血糖。注射胰岛素后患者不宜做剧烈活动或立即洗澡,因为这会加速血液循环,使胰岛素吸收过快,容易引发低血糖。向患者讲解低血糖的症状及其预防和处理。胰岛素不良反应包括:①低血糖反应;②过敏反应:表现为注射部位瘙痒或荨麻疹样皮疹,严重过敏反应罕见;③注射部位皮下脂肪萎缩或增生;④水肿;⑤视力模糊。告知患者,若出现以上不适症状,应立即告知医护人员。

### (二)案例二

> 　　患者,张××,女,47 岁,大学老师,身高 170 cm,体重 50 kg。2 型糖尿病史 10 年,近半年来经常感觉疲乏无力、口渴、多饮,体重有减轻,使用联合口服降糖药治疗,血糖控制不佳入院。入院后完善各项检查。实验室检查:餐后 2 小时血糖浓度 15 mmol/L,糖化血红蛋白 9.5%。长期医嘱:诺和灵 30R 12 IU、6 IU,皮下注射,早晚餐前 30 分钟。予以明日出院。

1. 操作任务　诺和灵 30R 12 IU、6 IU 皮下注射,早晚餐前 30 分钟。

2. 思维解析

1)治疗方案评估　患者糖尿病多年,本次住院开始使用胰岛素治疗,即将出院。因此,本次操作的重点应放在胰岛素笔注射及健康宣教上,让患者掌握胰岛素笔注射技术,知晓相关的注意事项。

2)患者评估　包括患者病情、感受和需求,目前的血糖水平,最近一次血糖测量值,胰岛素笔注射的掌握程度,家庭支持状况,以及注射部位局部皮肤状况。

3)健康教育　指导患者学会胰岛素笔注射技术。

(1)注射前洗手。

(2)注射前充分混匀药液。混匀的方法包括水平滚动和上下翻动两个步骤:把胰岛素笔放在两手掌之间水平滚动 10 次,然后利用手腕的力量上下翻动 10 次,使瓶内药液充分混匀。

(3)选择正确的注射部位。①腹部注射部位:位于耻骨联合以上约 1 cm,最低肋缘下约 1 cm,脐周 2.5 cm 以外的双侧腹部,范围相当于约一个手掌宽度;或以患者的一个拳头盖住肚脐,大约脐周 5 cm 以内,避免将胰岛素注射在此部位。②大腿前外侧注射部位:位于大腿根以下 2 cm 至膝盖前外 1/3 处。③臀部注射部位：以臀裂顶点向左右划一水平线，从髂嵴最高点划一垂直线，选择外上 1/4 处，避开内角。④上臂外侧注射部位：位于三角肌下缘至肘上外侧，上臂外侧的中 1/3 区域，靠近肘关节处避免注射。

（4）注射部位要经常进行"大轮换"和"小轮换"。大轮换是指注射部位之间的轮换，小轮换是指每一个注射部位的注射点之间的轮换。每次注射应间隔至少 1 cm 以上，1 个月内尽量避免重复使用同一注射点。

（5）消毒。通常选用 75% 酒精，前提条件是皮肤对酒精不过敏。正确的消毒方法：以注射点为中心，由内向外螺旋式的消毒皮肤，直径约 5 cm，凡酒精擦拭过的范围，不要再重复擦拭以减少污染。不宜选用碘伏消毒，因碘伏消毒液可影响胰岛素的活性。

（6）是否捏皮。注射过程中是否捏皮取决于两个因素，一是针头的长短，二是皮下脂肪厚度。使用较短（4 mm 或 5 mm）针头时，大部分患者无须捏皮，并可垂直进针；而使用较长（≥6 mm）针头时，需要捏皮或 45° 进针，以降低注射到肌肉的风险。

（7）注射。左手捏起注射部位的皮肤，右手选择合适的进针角度注射，做到快速进针、缓慢注射药物，推药完毕停留 10 秒，快速拔针，切勿用力挤压和揉搓针眼。

（8）注射后处理。注射完毕后，用单手套针帽，不要双手对套针帽，避免针刺伤，卸下针头弃于利器盒。针头一针一换，避免重复使用，多次使用会影响胰岛素剂量的准确性和吸收，还会增加注射的疼痛感。

### 四、临床思维要点

胰岛素注射的临床思维要点在于将治疗与患者疾病相结合进行思考，在充分评估患者病情及血糖水平的基础上，遵医嘱用药，严格核对药物名称、确保药物在有效期内，用药剂量需精确无误。专用胰岛素注射器抽取胰岛素时，需注意药物毫升数与单位之间的换算。注射完毕后按时进餐，避免低血糖的发生。正在使用的胰岛素在常温下（不超过30 ℃）可使用 28～30 天，无须放入冰箱，避免过热、太阳直晒、过冷及剧烈晃动等导致蛋白质凝固变性而失效；未开封的胰岛素则储存在 2～8 ℃冰箱中，切勿冷冻。

### 五、自我测试

自我测试 3-2-1

# 第三节　心 电 监 护

心电监护是通过多功能监护仪连续监测心脏电活动的一种无创监测方法，可实时、动态、连续地监测患者的心电图、心率、脉搏、血压、呼吸、血氧饱和度等变化。

## 一、学习目标

### （一）素养目标

（1）具有在紧急情况下分析问题、解决问题的能力。

（2）具有良好的沟通能力及迅速行动的能力。

（3）能关爱患者,保护患者的隐私。

## （二）知识目标

（1）能正确解释心电监护的定义。

（2）能正确阐述心电监护的目的。

（3）能正确阐述心电监护的注意事项。

（4）能正确解释常规监测数据的临床意义。

## （三）技能目标

（1）能正确评估患者的病情,连接心电监护仪。

（2）能正确进行心电图、心率、脉搏、血压、呼吸及血氧饱和度监测。

（3）能正确设置各项参数的报警值。

（4）能识别常见的异常心电图波形。

# 二、操作流程概述

## （一）目的

（1）监测患者的电生理变化。可实时观察病情,提供有价值的心电活动指标,并指导实时处理。因此,对于有心电活动异常的患者,如急性心肌梗死、各种心律失常、使用有心肌毒性或影响心脏传导系统药物治疗等,有重要的应用价值。

（2）持续监测患者的生命体征和血氧饱和度。常用于抢救、治疗、检查、手术、诊断等,如心肺复苏、急危重症、呼吸衰竭、气管插管、支气管镜检查、心包穿刺等患者。

## （二）评估

1. 操作方案评估　包括心电监护的目的,患者卧位的安置,操作过程中的先后次序,报警参数的设置,异常结果的分析与处理。可根据病情安置患者的体位,通常取舒适仰卧位。若患者出现呼吸困难,可根据实际情况取半卧位或其他体位。根据不同疾病患者的临床表现,灵活调整连接心电图、血氧饱和度、血压监测的先后顺序。例如:高血压急诊患者可首先进行血压监测,心肌梗死患者优先连接心电图导联,呼吸衰竭患者先测量血氧饱和度。应做到灵活应变,行动迅速。

2. 患者评估　包括患者的病情、意识状态等,心理反应、情绪和配合程度,有无酒精过敏史,以及是否了解心电监护的目的和注意事项。

3. 连接部位评估　检查患者胸前区皮肤有无破溃、疖肿、皮疹,以及是否存在胸毛、伤口等情况。用含酒精或 0.9% 氯化钠溶液的纱布清洁胸前皮肤,必要时剃除毛发。评估患者有无安装心脏起搏器,安放电极时必须留出一定位置的心前区,以不影响除颤时置放电极板。电极放置应避开骨骼、关节、皮肤的折叠和骨骼连接处的肌肉。检查患者是否有灰指甲或涂指甲油。评估上肢活动情况,测量血压时需避开有动静脉瘘或受伤侧肢体。

## （三）计划

1. 环境准备　病室安静整洁,温度适宜,无电磁波干扰。

2. 患者准备　了解心电监护的目的、方法及配合要点;取舒适仰卧位。

3. 护士准备　衣帽整洁,修剪指甲,洗手,戴口罩。

4. 用物准备　①治疗车上层:多功能监护仪(带电源线)、导线、血压计袖带、血氧饱和度探头、电极片、酒精棉球或含 0.9% 氯化钠溶液的棉球、一次性弯盘、手消毒剂、护理记录单。②治疗车下层:生活垃圾桶、医用垃圾桶。

**(四) 实施**

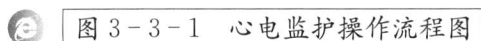

ℯ | 图 3 - 3 - 1　心电监护操作流程图

**(五) 评价**

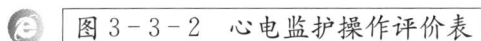

ℯ | 图 3 - 3 - 2　心电监护操作评价表

## 三、案例详情与思维解析

### (一) 案例一

> 患者,宋××,男,65 岁,退休教师。1 小时前用力大便后出现胸闷不适,伴气喘、出冷汗,心前区压榨性疼痛急诊入院。行急诊冠状动脉造影术示冠状动脉前降支近段闭塞,随即行经皮冠脉介入术。术后患者安全返回心内科病房,神志清楚、对答切题、胸痛缓解,给予继续输液。护士固定好桡动脉加压止血器,遵医嘱予以心电监护。

1. 操作任务　心电监护。

2. 思维解析

1) 操作方案评估　经皮冠脉介入术通常有 2 个不同的穿刺部位,经桡动脉或经股动脉穿刺。行心电监护操作时,首先需评估穿刺部位的情况,避免在穿刺点一侧的肢体测量血压。心电监测需观察心电图波形的变化,及时识别异常心电图。

2) 患者评估　评估伤口及敷料的渗血情况和患肢的血液循环状况,检查动脉加压止血器固定的情况。出现室性期前收缩频发(每分钟 5 次以上)、成对出现或呈非持续性室性心动过速,多源性或落在前一心搏的易损期时(R - on - T)常为心室颤动的先兆,应立即报告医生。

3) 健康教育　指导患者抬高患肢,术侧肢体腕关节制动 4～6 小时,但肘关节及身体其余部位可活动,避免术侧肢体用力。不要自行移动或拔除电极片,皮肤出现瘙痒、疼痛等情况应及时告知医护人员;患者和家属避免在监测仪附近使用手机或电脑等电子设备,以免干扰心电监测;告知患者,有事及时按床头呼叫器,医护人员也会及时巡视病房。

### (二) 案例二

> 患者,张××,男,58 岁,工人,高血压病史 7 年。近 1 个月来常于下午出现轻微头晕及颞部胀痛,无呕吐、手足无力、抽搐等,无胸痛、心悸、气促和水肿。2 小时前

与人争执后突发头痛、头晕、心悸、视力模糊、恶心呕吐,前往急诊就医。查体:神志清楚,血压 220/130 mmHg,脉搏 92 次/分,呼吸 24 次/分。初步诊断为高血压急症。遵医嘱予以心电监护。

1. 操作任务　心电监护。

2. 思维解析

1) 操作方案评估　首先测血压,遵医嘱设置血压监测间隔时间。高血压急症患者治疗需控制性降压:初始阶段(一般数分钟至 1 小时内)降压的目标为平均动脉压的降低幅度不超过治疗前水平的 25%;在其后 2~6 小时内应将血压降至安全水平(一般约 160/100 mmHg);病情稳定后的 24~48 小时逐步将血压降至正常水平。因此,需根据病情变化动态调整血压的报警参数,至少每班检查一次设置是否合理。

2) 患者评估　患者有 7 年高血压病史,突发血压急剧增高,伴恶心呕吐、视力模糊等症状。需评估患者神志、瞳孔的变化,呕吐物的颜色、形状、量,以及患者心理及家庭支持状况。

3) 健康教育　指导患者取平卧位,绝对卧床休息,适当抬高床头,避免一切不良刺激和不必要的活动。保持呼吸道通畅,防止呕吐窒息。告知患者使用药物降压过程中会多次测量血压,取得患者的配合。患者和家属避免在监测仪附近使用手机等电子设备,以免干扰监测波形。若有不适,及时告知医护人员。

### 四、临床思维要点

心电监护的临床思维要点在于将操作与患者疾病相结合进行思考,一般选择 II 导联观察心电图波形。测血压的袖带松紧以能放入一指为宜,缠得太松使血压测量值偏高,太紧则会使血压测量值偏低。手臂位置高于心脏水平,测得血压值偏低;反之,则偏高。血氧饱和度探头常选择在食指位置监测,每 2~4 小时更换 1 次部位。根据患者情况,设置各报警参数的正常值[正常成人±(15%~20%)]。心率正常值为 50~110 次/分,血氧饱和度正常值为 90%~100%,呼吸频率正常值为 10~24 次/分。报警范围应根据情况随时调整,至少每班检查 1 次设置是否合理。不要关闭报警声,及时处理异常监测值,特别是红色报警或呈一直线时。定时回顾 24 小时心电监测情况。

### 五、自我测试

自我测试 3-3-1

## 第四节　翻身叩背排痰

翻身叩背排痰是通过协助患者翻身,减轻局部组织的压力,并采取合适的体位,利用胸部叩击产生的振动和重力作用,使滞留在气道内的分泌物松动并移行到中心气道,最后通过咳嗽排出体外的方法。

## 一、学习目标

### (一) 素养目标

(1) 能与患者有效沟通,关注患者需求。
(2) 具有同理心,能从患者角度思考问题。
(3) 能关爱患者,保护患者的隐私。

### (二) 知识目标

(1) 能正确解释翻身叩背排痰的定义。
(2) 能正确阐述翻身叩背排痰的目的。
(3) 能正确阐述翻身叩背排痰的注意事项。

### (三) 技能目标

(1) 能正确评估患者的病情,协助患者取适当的体位。
(2) 能正确指导患者进行有效咳嗽。
(3) 能正确实施胸部叩击,促进患者痰液的排出。

## 二、操作流程概述

### (一) 目的

(1) 协助患者变换卧位,以减轻局部组织压力,预防并发症。适用于长期卧床且不能自行翻身的患者,如瘫痪、手术后等患者。

(2) 对不能有效咳痰的患者进行叩背操作,促进痰液排出,保持呼吸道通畅。适用于神志清楚但因久病体弱而排痰无力的患者,如胸腹部外伤、慢性阻塞性肺疾病(chronic obstructive pulmonary disease,COPD)、慢性肺源性心脏病以及支气管扩张等患者。

### (二) 评估

1. 操作方案评估　包括翻身叩背的目的、叩背的频次与时长,以及最适宜患者的体位。年老体弱、体力不支的患者,取侧卧位,叩击一段时间后再协助转换至另一侧卧位。操作完成后,根据患者的身体状况,协助患者取舒适的卧位。偏瘫患者首选患侧卧位,呼吸困难患者取半卧位或坐位,胸痛、肺结核患者取患侧卧位。

2. 患者评估　包括患者的意识状态;心理反应、情绪及配合程度;日常活动能力,如能否自己翻身;咳嗽、咳痰情况,听诊肺部有无呼吸音异常及干湿啰音,明确痰液潴留部位。评估患者的进餐时间,操作应安排在餐后 2 小时至餐前 30 分钟完成。若有活动性内出血、咯血、气胸、肋骨骨折、肺水肿、低血压、严重骨质疏松等情况,禁止进行背部叩击。

3. 叩击部位评估　包括患者背部皮肤是否完整,有无外伤、骨折等。

### (三) 计划

1. 环境准备　环境整洁,空气清新,温湿度适宜,关闭门窗,避免对流风。

2. **患者准备**  了解翻身叩背排痰的目的、方法、注意事项及配合要点；取坐位或侧卧位，确定患者肢体的健患侧。

3. **护士准备**  衣帽整洁，修剪指甲，洗手，戴口罩。

4. **用物准备**  ①治疗车上层：软枕4个(大枕2个、小枕2个)、听诊器、纸巾、纸杯、漱口水、痰液杯、大毛巾、手消毒剂、护理记录单。②治疗车下层：生活垃圾桶、医用垃圾桶。

### （四）实施

图3-4-1  翻身扣背排痰操作流程图

### （五）评价

图3-4-2  翻身扣背排痰操作评价表

## 三、案例详情与思维解析

### （一）案例一

患者，女，72岁。反复慢性咳嗽、咳脓痰20余年，诊断为支气管扩张。1周前受凉后出现咳嗽咳痰，咳出大量黄色脓痰，伴有胸闷气促，遂收治入院。查体：体温37.9℃，脉搏93次/分，呼吸22次/分，血压136/80 mmHg。患者神志清楚，口唇发绀。主诉呼吸困难、乏力、咳嗽，咳大量脓痰，每天咳痰量约150 ml。肺部听诊：双肺呼吸音粗，可闻及散在哮鸣音，右肺上叶闻及湿啰音。请为患者翻身叩背排痰。

1. **操作任务**  为患者翻身叩背排痰。

2. **思维解析**

1）操作方案评估  患者有大量脓痰。肺部听诊顺序通常从肺尖开始，自上而下，逐一肋间听诊前胸、侧胸、后背，同时在左右对称的部位进行对比。听诊内容主要是呼吸音和干湿啰音。患者体位的选择取决于分泌物潴留的部位和患者的耐受程度，原则上抬高病灶部位，使引流支气管开口向下，有利于潴留的分泌物随着重力作用流入支气管和气管排出。对于右肺上叶，可选择坐位进行叩背操作。操作中，不可过度暴露患者的身体，冬季可隔着单衣进行叩背，以防受凉。若痰液黏稠不易咳出，可在操作前进行雾化吸入或蒸汽吸入，以稀释痰液。

2）患者评估  包括患者的配合程度；口唇发绀情况及血氧饱和度；叩击前听诊肺部有无呼吸音异常及干湿啰音，明确痰液潴留部位。

3）健康教育  指导患者注意保暖，避免受凉，预防感冒及感染。建议患者摄取高热量、高蛋白质、高维生素、含铁丰富的饮食，以补充营养，增加机体抵抗力。指导患者咳嗽及进食后漱口，清除痰臭，促进食欲。鼓励患者饮水，每天不少于1500 ml，促进稀释痰液，利于痰液排出。指导患者及家属学习和掌握有效咳嗽、深呼吸、翻身叩背的方法。

### （二）案例二

> 患者，刘××，女，80岁，退休工人。慢性支气管炎、肺气肿病史30年，脑卒中病史5年。因受凉后出现咳嗽、咳黄色黏稠脓痰而入院。查体：体温36.9℃，脉搏96次/分，呼吸20次/分，血压130/80 mmHg。患者神志清楚，口唇发绀，主诉气短、咳嗽、痰多、痰液黏稠不易咳出。患者右侧偏瘫，右上肢稍屈曲，右下肢略强直，左侧肢体活动良好。请为患者翻身叩背排痰。

1. 操作任务　为患者翻身叩背排痰。

2. 思维解析

1）操作方案评估

（1）叩击前准备：用单层薄布覆盖叩击部位，防止直接叩击引起皮肤发红。但覆盖物不宜过厚，以免降低叩击效果。

（2）体位选择：选择坐位姿势比较理想，也可以选择侧卧位。对于偏瘫不能自己翻身的患者，操作完成后应按良肢位摆放，优先选择患侧卧位，以促进肢体功能康复。

（3）时间选择：叩背排痰应安排在餐后2小时至餐前30分钟进行。

（4）叩击方法：叩击时避开乳房、心脏、骨突部位（如脊椎、肩胛骨、胸骨）及衣服拉链、纽扣等。叩击者双手手指弯曲并拢，掌侧呈空杯状，以手腕力量，从肺底自下而上、由外向内，迅速而有节律地叩击胸壁。每次叩击的部位要与上一次的部位重叠1/3，不可遗漏。叩击频率为120～180次/分，每侧肺叶叩击1～3分钟，每次叩击时间以3～5分钟为宜。叩击一侧后再叩击另一侧。叩击力量应适中，以患者不感到疼痛为宜。

2）患者评估　在上述操作方案评估的基础上，对患者进行评估时要注意其配合程度，判断患者能否独立翻身，还是需要护士协助翻身；了解患者的进餐时间；检查背部皮肤是否完整；是否存在操作禁忌证。

3）健康教育　指导患者学会深呼吸和有效咳嗽。先进行深而慢的腹式呼吸5～6次，然后深吸气至膈肌完全下降，屏气3～5秒，继而缩唇，缓慢地经口将肺内气体呼出。深吸一口气，然后屏气3～5秒，身体前倾，从胸腔进行2～3次短促有力的咳嗽，咳嗽时同时收缩腹肌，或用手按压上腹部，帮助痰液咳出。患者取侧卧位时屈膝，借助膈肌、腹肌收缩，增加腹压，咳出痰液。指导患者经常变换体位，以利于痰液咳出，至少每2小时更换1次卧位。建议患者多饮水，以利痰液稀释，每天饮水量应达到1500 ml以上。

## 四、临床思维要点

翻身叩背排痰临床思维要点是将操作与患者的病情紧密结合进行分析，抓住以下几个要点。①体位：根据患者的疾病及病变部位，选择适当的体位进行叩背，操作后根据疾病安置合适的卧位休息。②肺部听诊有助于发现痰液潴留部位。③教会患者深呼吸及有效咳嗽，有利于配合拍背排痰。④叩背的力度、方法和频率要正确，叩击力度过轻不能使痰液顺利排出，过重则可能导致损伤。⑤随时观察和询问患者的感受和反应，若出现喘息、缺氧等不适症状,应暂缓排痰,并遵医嘱予以吸氧。

## 五、自我测试

自我测试 3-4-1

# 第五节　定量雾化吸入用药

定量雾化吸入用药是把药物制成悬浮于空气中的微小液体或者固体,经口或鼻吸入,以达到湿化呼吸道黏膜、祛痰、解痉、抗炎的目的。由于定量雾化吸入具有起效快、使用剂量低、不良反应轻的优点,故应用广泛。常用的药物包括支气管扩张剂、激素、化痰剂及抗生素等。临床上最常用的方法有超声雾化吸入和氧气雾化吸入。

## 一、学习目标

### (一) 素养目标

(1) 正确处理护患关系中的各类问题。

(2) 结合护理职业特点,强调德品先行,培养护士的职业素养。

### (二) 知识目标

(1) 说明超声雾化吸入用药和氧气雾化吸入用药的目的。

(2) 解释超声雾化吸入用药和氧气雾化吸入用药的原理。

(3) 叙述定量雾化吸入的常用药物及其作用。

(4) 说出定量雾化吸入用药的注意事项。

### (三) 技能目标

(1) 能独立完成定量雾化吸入用药操作。

(2) 能学会在操作过程中如何观察雾化吸入用药的反应。

## 二、操作流程概述

### (一) 目的

(1) 湿化呼吸道、稀释痰液、帮助祛痰,改善通气功能。常用于呼吸道湿化不足、气管切开术后及痰液黏稠等患者。

(2) 预防和控制呼吸道感染。消除炎症,减轻呼吸道黏膜水肿,稀释痰液,帮助祛痰,保持呼吸道通畅。常用于咽喉炎、支气管扩张、肺炎、肺脓肿、肺结核以及胸部手术前后的患者。

(3) 解除支气管痉挛,改善通气功能。常用于支气管哮喘患者。

(4) 治疗肺癌。如应用抗肿瘤药物治疗的患者。

(5) 消炎、解痉、镇咳、祛痰。氧气雾化吸入法是利用高速氧气气流,使药液形成糊状,由呼吸道吸入,以达到治疗目的。

## （二）评估

1. **治疗方案评估**　包括定量雾化吸入用药的目的、操作过程、疗程以及吸入药物的性质。针对患者的病情与治疗目的，选用超声雾化吸入用药或氧气雾化吸入用药。

2. **患者评估**　包括患者的年龄、病情、意识状态及对治疗的认识，呼吸道有无痉挛及痰液情况，面部、口腔黏膜有无感染和溃疡，心理反应、情绪和配合程度，以及是否了解定量雾化吸入用药操作的目的、方法、注意事项。

## （三）计划

1. **环境准备**　病室整洁、环境安静，空气新鲜，根据季节调节室温。

2. **患者准备**　向患者解释定量雾化吸入用药的目的、方法、注意事项及配合要点；操作前患者排空膀胱，取舒适的治疗体位（坐位或半坐卧位）；指导患者练习紧闭口唇深呼吸（深吸慢呼）。

3. **护士准备**　衣帽整洁，修剪指甲，洗手，戴口罩。

4. **用物准备**　超声雾化吸入用药需备用超声雾化吸入器及螺纹管和口含嘴（或面罩）1 套，药液（遵医嘱）20～30 ml，适量冷的蒸馏水，水温计、弯盘、治疗巾、砂轮各 1 件，20 ml 注射器 1 支，棉签若干。氧气雾化吸入用药需备用氧气雾化吸入器、氧气吸入装置 1 套、注射器 1 支，药液遵医嘱准备。

## （四）实施

图 3-5-1　定量雾化吸入用药操作流程图

## （五）注意事项

（1）严格执行查对制度与消毒隔离制度。

（2）雾化吸入前要了解患者用药禁忌；检查雾化器性能，查看有无松动、脱落等情况。应将患者颜面部以及口腔内的异物清理干净，避免异物进入气管或咽部，造成呛咳或堵塞。

（3）雾化吸入时，建议患者取坐位或半卧位，使胸腔扩张，有利于痰液排出。操作中动作轻柔，避免损坏水槽底部的晶体换能器和雾化罐底部的透声膜。

（4）操作时应将面罩紧贴于颜面部，以利于药物进入气管和肺部。患者应交替深呼吸与缓慢呼吸，以促进药物吸收。

（5）水槽和雾化罐内禁忌加入温水、热水或 0.9% 氯化钠溶液，以免损坏设备。

（6）若水槽内水温超过 50 ℃ 或水量不足，应关闭雾化器，更换或加冷蒸馏水。

（7）雾化过程中需避免药物进入眼睛，还需观察患者面色及呼吸情况。若患者在吸入药物过程中出现任何不适症状，应立即停止雾化治疗；若患者咽喉受到刺激，可通过翻身扣背来缓解症状。

（8）雾化吸入时，水量和药品种类不宜过多，药物浓度不宜过高，吸入速度不宜过快，需按疗程使用。

（9）为儿童进行雾化吸入治疗，家长需注意安抚儿童情绪，以达到更好的治疗效果。

（10）连续使用雾化器时，中间需间隔 30 分钟。

（11）雾化吸入的面罩、口含嘴一人一套，防止交叉感染。

(12) 雾化吸入后应及时用清水漱口;雾化吸入后如患者出现不适症状,或治疗数天症状未缓解,建议咨询医师是否继续进行雾化治疗。

(13) 氧气雾化吸入过程中严禁烟火及易燃品,注意安全用氧,以免发生意外。

### (六) 评价

图 3-5-2  定量雾化吸入用药操作评价表

## 三、案例详情与思维分析

### (一) 案例一

> 患者,男性,22 岁,自幼有支气管哮喘史。急性发作时长期静脉使用氢化考的松和氨茶碱治疗。虽有疗效,但发作还是很频繁,每次发作症状不见减轻。本次急性发作时,遵医嘱加用沙丁胺醇和丙酸氟替卡松氧气雾化吸入治疗。

1. 操作任务  遵医嘱给予沙丁胺醇和丙酸氟替卡松氧气雾化吸入治疗。

2. 思维分析

1) 治疗方案评估  护士根据医嘱,在雾化液(药物剂量按医嘱)中加入 0.9% 氯化钠溶液 3 ml,雾化液剂量 15~30 ml,每天 2 次进行氧气雾化吸入。在操作过程中,应将雾化器和氧气装置连接,调节氧流量达 6~8 ml/min。护士手持雾化器,将口含嘴放入患者口中,让其闭口深吸气、鼻呼气,使药液充分到达支气管及肺部,更好地发挥药效。

2) 患者评估  氧气雾化吸入用药一个疗程后,对患者面色、呼吸状况、体位、三凹症及哮鸣音等进行观察,判断是否有效。该患者治疗效果较为显著。

3) 健康教育  因该患者是初次雾化吸入治疗,需要耐心解释,以取得配合;同时教会患者正确的使用方法。

### (二) 案例二

> 患者,男性,73 岁。患 COPD 30 余年。经常咳嗽,痰液较多。最近因感冒,咳嗽咳痰多天,来院治疗。遵医嘱给予洁霉素 60 万 IU,川芎嗪 4~6 ml,2.5% 氨茶碱 5~10 ml,0.9% 氯化钠溶液 10~20 ml,每天 1 次超声雾化吸入。

1. 操作任务  遵医嘱给予洁霉素 60 万 IU,川芎嗪 4~6 ml,2.5% 氨茶碱 5~10 ml,0.9% 氯化钠溶液 10~20 ml。每天 1 次超声雾化吸入。

2. 思维分析

1) 治疗方案评估  护士在为患者进行雾化治疗前,根据其病情和神志清楚的实际情况,进行详细解释以取得积极配合。嘱患者取半坐卧位,按医嘱抽取上述药液剂量准确,进行 12 分钟吸入治疗。雾化吸入过程中患者无任何不适,疗效明显。

2) 患者评估  该老年患者配合良好,能深吸气后再屏气 1 秒,再呼气直至药液吸完为止,12 分钟雾化完毕。1 周后,患者的咳嗽咳痰症状明显减少。

3）健康教育　护士在为该患者做超声雾化吸入用药时须注意：雾化吸入时间宜选在饭前或饭后 1 小时，防止药液刺激引起患者恶心呕吐。雾化吸入过程中，患者应取半坐卧位，将面罩与面部贴合，尽可能深吸气，使药液充分吸入支气管和肺部。雾化吸入后为患者洗脸、漱口，并通过叩背协助排痰。

### 四、临床思维要点

定量雾化吸入用药操作的临床思维要点在于将操作与患者疾病相结合进行思考，充分评估操作方案，根据操作方案进行操作前的护士、环境、患者和用物准备；遵循规范的操作流程并进行正确的操作后处理。仔细进行定量雾化吸入用药操作的评价，以达到预期的临床治疗效果。

### 五、自我测试

自我测试 3 - 5 - 1

# 第六节　长期家庭氧疗

长期家庭氧疗指患者脱离医院环境返回家庭后，因病情需要施行的长期或终生吸氧的治疗措施。通常使用氧气瓶或制氧机为患者提供氧气。本节内容主要介绍使用制氧机进行长期家庭氧疗的相关内容。

### 一、学习目标

#### （一）素养目标

（1）具有独立解决问题的能力。
（2）具有良好的沟通能力。
（3）能关爱患者，保护患者的隐私。

#### （二）知识目标

（1）能正确解释长期家庭氧疗的定义。
（2）能正确阐述长期家庭氧疗的目的。
（3）能正确阐述长期家庭氧疗的注意事项。

#### （三）技能目标

（1）能指导患者及家属学会长期家庭氧疗操作。
（2）能对患者及家属进行长期家庭氧疗的健康教育。

### 二、操作流程概述

#### （一）目的

长期家庭氧疗能改善患者呼吸困难的症状，提高血氧含量，增强活动耐受力，延缓并发症发生,对血流动力学、运动能力、精神状态产生有益的影响,从而提高患者的生活质量和生存率。适用于 COPD 伴有慢性呼吸衰竭的患者,使患者在静息状态下,$PaO_2 \geqslant 60\,mmHg$ 和(或)$SaO_2$ 升至 90% 以上。

### (二)评估

1. **操作方案评估**　包括长期家庭氧疗的目的、操作的先后次序、家庭氧疗的注意事项等与此相关的知识和技能。这些内容不仅要让患者掌握,最重要的是让患者主要照护者完全掌握以确保患者出院后能够有效落实长期家庭氧疗。

2. **患者评估**　包括患者病情、意识状态等;是否存在呼吸困难及发绀;血氧饱和度;鼻腔及呼吸道是否通畅;心理反应、情绪及配合程度;是否了解长期家庭氧疗的目的、操作流程及注意事项。

3. **患者主要照护者评估**　包括患者主要照护者的学习意愿及配合程度;是否了解长期家庭氧疗的目的、操作流程及注意事项;通过接受护士的健康指导,能否为患者正确实施长期家庭氧疗。

### (三)计划

1. **环境准备**　病室安静整洁,温度适宜,光线充足。

2. **患者准备**　了解长期家庭氧疗的目的、方法、注意事项及配合要点;取舒适卧位;患者家属一同接受健康指导。

3. **护士准备**　衣帽整洁,修剪指甲,洗手,戴口罩。

4. **用物准备**　①治疗车上层:家用制氧机、双腔鼻导管/文丘里面罩、小药杯(内盛冷开水)、棉签、手消毒剂、蒸馏水、弯盘、护理记录单。②治疗车下层:生活垃圾桶、医用垃圾桶。

### (四)实施

图 3-6-1　长期家庭氧疗操作流程图

### (五)评价

图 3-6-2　长期家庭氧疗操作评价表

## 三、案例详情与思维解析

### (一)案例一

患者,刘××,男,70 岁,退休教师。因淋雨后开始发热,喘息加重入院。护理体检:体温 37 ℃,脉搏 98 次/分,呼吸 26 次/分,血压 130/80 mmHg。神志清楚,口唇发绀,桶状胸,呼吸运动减弱,语颤减低,叩诊呈过清音。主诉呼吸困难,咳嗽咳痰,痰不易咳出。血常规:白细胞计数 $14\times10^9$/L。X 线检查:双肺透亮度增加。既往有 COPD 史 7 年,吸烟史 20 年。经过半个月治疗后,患者病情平稳,血气分析:$PaCO_2$ 50 mmHg,$PaO_2$ 55 mmHg。医嘱予以出院,长期家庭氧疗。

1. 操作任务　长期家庭氧疗。

2. 思维解析

1) 操作方案评估　通常采用鼻导管吸氧,氧流量为 $1\sim2\ L/min$,每天吸氧时间为 $10\sim15$ 小时。依据病情变化,还可采用文丘里面罩氧疗。文丘里面罩的底部有一调节器,可以准确控制进入面罩的空气量,并通过调节氧流量精确控制空气与氧气混合的比例。因此,文丘里面罩能够按需要调节吸入的氧浓度,尤其适用于 COPD 引起的呼吸衰竭。

2) 患者评估　患者既往有 COPD 病史,此次入院血气分析结果:$PaCO_2$ 50 mmHg, $PaO_2$ 55 mmHg,提示 Ⅱ 型呼吸衰竭。需评估患者的配合程度及血氧饱和度;评估呼吸困难、呼吸频率、发绀、心率及活动耐受力。若上述指标有好转,则提示氧疗有效。

3) 健康教育　①强调低浓度、低流量、持续吸氧的必要性。②吸氧前,先将吸氧管与制氧机连接,调节好流量,再连接至患者;停用氧气时,先取下吸氧管,再关氧气开关。③保持室内空气流通,确保用氧安全,做好防火、防油、防热、防震措施。④氧疗装置需定期更换、清洁、消毒。

### (二) 案例二

> 患者,李××,女,88 岁,农民。于 30 年前开始反复出现咳嗽,咳白黏液痰,冬春季节交替时发作,每次发作持续数周至数月不等,每年发作 3 个月以上。经抗感染及止咳化痰治疗后,症状可好转。7 年前患者出现活动后气短,活动耐受量进行性下降。近 3 年来出现呼吸困难进行性加重,伴乏力,反复入院治疗。此次入院前因天气突变受凉,出现咳嗽、咳痰、气促,不能平卧,需端坐呼吸,遂入院治疗。查体:体温 37.5℃,脉搏 93 次/分,呼吸 26 次/分,血压 130/72 mmHg。患者神志恍惚,烦躁不安,表情淡漠,颜面及口唇发绀,双下肢凹陷性水肿。辅助检查:$FEV_1/FVC$ 50%,$PaCO_2$ 65 mmHg,$PaO_2$ 50 mmHg。经过 2 周治疗,病情好转后出院。遵医嘱予以长期家庭氧疗。

1. 操作任务　长期家庭氧疗。

2. 思维解析

1) 操作方案评估　鉴于患者目前的状况,长期家庭氧疗对维持病情稳定非常重要。本次操作要点主要体现在让患者家属或主要照护者在出院前一定要掌握家庭氧疗的操作、要点及注意事项。

2) 患者评估　患者于 30 年前开始反复出现咳嗽,咳白黏液痰,冬春季节交替时发作,每次发作持续数周至数月不等,且每年发作 3 个月以上,提示有慢性支气管炎。近 3 年来患者出现呼吸困难进行性加重,$FEV_1/FVC$ 为 50%,提示 COPD。血气分析 $PaCO_2$ 65 mmHg、$PaO_2$ 50 mmHg,提示 Ⅱ 型呼吸衰竭。双下肢水肿需考虑肺源性心脏病的可能,神志恍惚、烦躁不安则需警惕肺性脑病。经过治疗虽然病情有好转,但该患者高龄且已出现 COPD 的多种严重并发症,出院后需家属或他人的照顾。

3) 健康教育　因患者高龄、长期患病、活动耐受力下降,极易形成焦虑和压抑的心理状态,应加强心理护理。在吸氧时,患者应保持舒适体位以减少氧耗量,学会放松肩和颈部肌肉,呼吸时尽量延长呼气时间,保持有节律的呼吸。同时,要让患者家属及主要照护者明白,坚持长期家庭氧疗可提高患者的生活质量。教导照护者学会使用血氧饱和度仪监测患者的缺氧状况;患者呼吸困难加重时,切忌自行调高吸氧流量;经常检查吸氧管路是否通畅,每天更换湿化瓶中的蒸馏水。

## 四、临床思维要点

长期家庭氧疗的临床思维要点在于将操作与健康宣教紧密结合进行思考。这项操作包含两部分的内容:第一部分是护士操作并讲解;第二部分通过提问、演示等方式,确认患者家属及主要照护者已掌握长期家庭氧疗的操作流程、要点及注意事项。重点强调低浓度、低流量吸氧的必要性,切勿自行调节氧流量。因为长期吸氧的 COPD 患者大多存在不同程度的低氧血症和二氧化碳潴留。体内较高的二氧化碳浓度使二氧化碳分压感受器暂时失效,此时的呼吸运动主要由低氧血症刺激外周化学感受器来影响呼吸中枢的调节。当 COPD 患者吸入较高浓度的氧气后,血氧水平迅速上升会解除低氧对外周化学感受器的刺激,从而抑制呼吸运动,加重二氧化碳潴留,还会加重Ⅱ型呼吸衰竭,甚至诱发肺性脑病,严重者可出现昏迷。

## 五、自我测试

🄴 自我测试 3-6-1

# 第七节 动脉血气分析

动脉血气分析是指对各种气体、液体中不同类型的气体和酸碱性物质进行分析的技术。其标本可以来自血液、尿液、脑脊液及各种混合气体等,但临床应用最多的是血液。血液标本包括动脉血、静脉血和混合静脉血等,其中动脉血气分析的应用最为普遍。

## 一、学习目标

### (一) 素养目标

(1) 树立正确的三观,塑造良好的人格。
(2) 积极提升学生能从患者角度思考问题。

### (二) 知识目标

(1) 正确阐述动脉血气分析的定义。
(2) 概述动脉血气分析的目的。
(3) 正确分析动脉血气分析的正常值。
(4) 说出动脉血气分析操作的目的与注意事项。

### （三）技能目标

（1）能独立完成动脉血气分析操作。

（2）能判断正常与异常的动脉血气分析结果,并说明其临床意义。

## 二、操作流程概述

### （一）目的

（1）判断机体是否存在酸碱平衡失调。①单纯型酸碱失衡:呼吸性酸中毒、呼吸性碱中毒、代谢性酸中毒、代谢性碱中毒。②混合型酸碱失衡:呼吸性酸中毒合并代谢性酸中毒、呼吸性酸中毒合并代谢性碱中毒、呼吸性碱中毒合并代谢性酸中毒、呼吸性碱中毒合并代谢性碱中毒。

（2）判断呼吸衰竭最客观的指标。根据常用动脉血气分析的项目与正常值:①$SaO_2$正常值为97%;②$PaO_2$正常值为95～100 mmHg(12.6～13.3 kPa);③$PaCO_2$正常值为35～45 mmHg(4.7～6.0 kPa);④血液 pH 正常值为 7.35～7.45;⑤碱剩余(BE)正常值为-3～3 mmol/L。据此,可判断是Ⅰ型还是Ⅱ型呼吸衰竭。

（3）有助于协助昏迷患者的鉴别诊断。临床上有许多疾病可以引起昏迷,通过动脉血气分析,可初步判断患者是否因肺性脑病导致昏迷。

（4）指导治疗和监护呼吸器的重要依据。判断缺氧、酸碱平衡患者的治疗效果,并为后续治疗提供参考。指导调节呼吸机的参数,并为撤机提供依据。

（5）为制订护理计划提供依据。根据动脉血气分析结果明确患者诊断后,护士可以通过评估病情,列出护理诊断,制订有针对性的护理计划。

### （二）评估

**1. 操作方案评估**　包括动脉血气分析操作的目的、素质要求、操作前准备、操作过程、操作后处理。

**2. 患者评估**　包括患者的生命体征、意识状态、动脉搏动状况、穿刺部位皮肤情况等,患者的心理反应、情绪和配合程度,以及是否了解动脉血气分析操作的目的、方法、注意事项。

### （三）计划

**1. 环境准备**　环境清洁,光线充足,温湿度适宜,安静。关好门窗,置屏风,家属、陪客离开病室。

**2. 患者准备**　了解动脉血气分析检查的目的、方法、注意事项及配合要点。选择采血动脉,一般首选桡动脉,也可选肱动脉或股动脉。取舒适体位,桡动脉和肱动脉采血时,患者取坐位或平卧位;股动脉采血时,患者取平卧位。保持患者情绪稳定。

**3. 护士准备**　衣帽整洁,修剪指甲,洗手、戴口罩。

**4. 用物准备**　包括常规消毒治疗盘、5 ml 注射器、肝素溶液、橡皮塞、手消毒剂。

### （四）实施

图 3-7-1　动脉血气分析操作流程图

### (五) 注意事项

(1) 选择合适的采血动脉:一般首选桡动脉,因其易固定,便于操作,患者也容易接受;也可选择肱动脉或股动脉血。

(2) 注射器必须干燥,并用肝素液冲洗。采血后在手掌中滚动标本,充分混合血液标本。

(3) 拔针后,针头要立即刺入橡皮塞隔绝空气。

(4) 采血后局部按压 5 分钟左右,以免局部产生血肿。

(5) 若血标本中混有气泡,需再次抽血送检。

(6) 作股动脉穿刺时,注意勿将股静脉血当作动脉血。

(7) 标本应立即送检。若不能即刻送检,应将血液标本放置于冰水中,室温保存时间一般不超过半小时。

(8) 严格掌握适应证和禁忌证。

(9) 某些药物对动脉血气分析结果有影响。如碱性药物、大剂量青霉素钠盐、氨苄青霉素需在用药前 30 分钟采血;碳酸氢钠、阿司匹林等可使 pH 值升高;异烟肼、盐酸苯乙双胍可使 pH 值降低;尿激酶可使 $PaO_2$ 升高,杜冷丁、异丙肾上腺素可使 $PaO_2$ 降低。

### (六) 评价

图 3-7-2　动脉血气分析操作评价表

## 三、案例详情与思维分析

### (一) 案例一

患者,男性,68 岁,有吸烟史 30 余年。慢性咳嗽咳痰 20 余年,近 5 年症状明显加剧,已长年不断,伴有喘息和呼吸困难,冬春季尤为严重。3 天前因受凉感冒,出现发热、剧烈咳嗽、咳大量黄脓痰、气急、发绀等症状。今晨起出现神志模糊、躁动不安,遂急送院就诊。遵医嘱采集动脉血气分析标本。

1. 操作任务　遵医嘱给采集动脉血气分析标本。

2. 思维解析

1) 操作结果分析　急诊护士进行动脉血气分析标本的操作。患者取平卧位,选择桡动脉采血,拔针后即刻送检。检测结果显示:$PaO_2$ 52 mmHg,$PaCO_2$ 60 mmHg。证实患者为呼吸衰竭Ⅱ型。

2) 患者评估　护士在综合上述病史资料后,应对患者进行呼吸频率、节律、幅度及其变化特点评估,呼吸困难严重程度评估,发绀、尿量、意识状态评估;加强病情监测。

3) 健康教育　应告知患者:采血前若曾饮用热水、洗澡或运动,需休息 30 分钟后再取血;吸痰后 20 分钟再取血。采血前需了解患者曾用药物和目前所用药物,以便影响测定结果。

## （二）案例二

> 患者,女性,18 岁,因气急、不能平卧超过 20 小时而急诊入院。患者于昨日上午开始出现鼻咽痒,打喷嚏和流清涕,随即胸闷、咳嗽、咳黏痰,而后发生呼吸困难,气急不能平卧,自服氨茶碱未见好转。今晨气急加重,出现张口呼吸、严重喘鸣、口唇发绀,十分痛苦,遂来院诊治。遵医嘱为该患者采集动脉血气分析标本。

1. 操作任务　遵医嘱为患者进行采集动脉血气分析标本。

2. 思维解析

1）操作结果分析　血气分析能判断患者是否存在呼吸衰竭及其严重程度,对诊断和治疗有重要指导意义,是重症哮喘的首要检查项目。轻、中度哮喘时,由于过度通气,可使 $PaCO_2$ 下降,pH 值上升,表现为呼吸性碱中毒;重症哮喘时,气道阻塞严重,$PaCO_2$ 上升,表现为呼吸性酸中毒或代谢性酸中毒。根据患者的上述表现,属于重症哮喘。

2）患者评估　患者因重症哮喘,进行动脉血气分析标本采集时,必须评估患者气促程度、呼吸频率、哮鸣音情况,以及意识状态,观察有无大汗淋漓与脉搏异常。

3）健康教育　应告知患者,动脉血气分析标本采集后,局部有出血要用消毒棉签按压穿刺点 5 分钟;若继续出血,应及时报告医生,按医嘱进行处理。

## 四、临床思维要点

动脉血气分析操作的思维要点在于将操作与患者疾病相结合进行思考,充分评估操作方案,根据操作方案进行操作前的护士、环境、患者和用物准备;遵循规范的操作流程,并做好正确的操作后处理。对动脉血气分析操作结果进行全面分析,正确判断其临床意义。

## 五、自我测试

　自我测试 3 - 7 - 1

# 第八节　伤　口　换　药

伤口换药是预防和控制创面感染、消除妨碍伤口愈合的因素,以及促进伤口愈合的一项重要外科操作。一般需要按照伤口的具体情况选择用药、引流或其他处理方式,主要包括观察伤口、清洁创面、清除分泌物和坏死组织、畅通引流和覆盖敷料。

## 一、学习目标

### （一）素养目标

（1）能与患者有效沟通,缓解患者焦虑情绪。

（2）具有同理心，能从患者角度思考问题。

（3）具有爱伤观念，降低患者的疼痛。

## （二）知识目标

（1）能正确描述伤口换药的定义。

（2）能正确阐述伤口换药的目的。

（3）能正确阐述伤口换药的原则。

## （三）技能目标

（1）能结合治疗方案与患者病情，正确进行伤口消毒。

（2）能结合治疗方案与患者病情，正确进行伤口包扎。

（3）能妥善处理伤口感染。

# 二、操作流程概述

## （一）目的

（1）清洗创面，防止进一步感染。常用于早期轻度污染创面的清洗换药。

（2）清除伤口分泌物，使伤口得到良好的引流。常用于通过引流管引流伤口内分泌物，或利用引流物吸附作用达到引流目的的情况。

（3）局部使用外用药，减少伤口感染或促进伤口愈合。常用于严重创伤或感染伤口的换药。

## （二）评估

1. 治疗方案评估　包括患者后期治疗计划，评估患者引流情况。

2. 患者评估　评估患者身体状况，包括营养、血糖水平、疾病情况；评估患者有无存在易导致伤口组织缺氧的相关并发症和病因，如静脉功能不全、糖尿病足溃疡、营养缺乏、压疮等。

3. 伤口评估　观察伤口局部情况，包括伤口大小、部位、类型及愈合情况；检查评估伤口周围有无坏死组织，以及有无生物膜的形成。

## （三）计划

1. 环境准备　病室安静整洁，温度适宜，光线充足。

2. 患者准备　了解伤口换药的目的、方法、注意事项及配合要点；取舒适卧位。

3. 护士准备　衣帽整洁，修剪指甲，洗手，戴口罩。

4. 用物准备

1）清洁伤口换药　①治疗车上层：三单（换药治疗单、换药记录单、医嘱单）、治疗盘（无菌纱布、安尔碘棉球、一次性镊子、酒精棉球、无菌棉签等）、溶液及药物（根据医嘱准备）、无菌包（无菌镊子、无菌剪刀、持针器等）、弯盘、一次性治疗巾、医用胶带、手消毒剂。必要时备开瓶器。②治疗车下层：锐器盒、生活垃圾桶、医用垃圾桶。③其他：绷带。

2）感染伤口换药　①治疗车上层：三单（换药治疗单、换药记录单、医嘱单）、治疗盘（无菌纱布、安尔碘棉球、一次性镊子、酒精棉球、无菌棉签等）、溶液、药物、引流管或引流瓶(根据医嘱准备)、无菌包(无菌镊子、无菌剪刀、持针器等)、弯盘、无菌纱条、一次性治疗巾、医用胶带、手消毒剂,必要时备开瓶器。②治疗车下层:锐器盒、生活垃圾桶、医用垃圾桶。③其他:必要时备绷带。

**(四)实施**

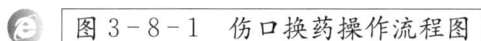 图3-8-1　伤口换药操作流程图

**(五)评价**

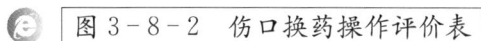 图3-8-2　伤口换药操作评价表

## 三、案例详情与思维解析

### (一)案例一

> 患者,曹××,男,68岁,退休职工,身高178cm,体重80kg,已婚,育有一女。患者否认高血压、糖尿病、冠心病等慢性病史,否认家族性疾病史。患者于昨日在全麻下行胸腔镜下左肺上叶切除术＋肺癌根治术。术后生命体征平稳,无发热、畏寒,无恶心呕吐,无咯血,伤口留置引流管接胸腔引流瓶,咳嗽时有漏气。伤口疼痛但可耐受,伤口敷料上有渗液及血迹,无其他不适。医嘱予以清洁伤口换药。请遵医嘱进行伤口换药。

1. 操作任务　遵医嘱进行伤口换药。
2. 思维解析

1) 治疗方案评估　患者术后留置胸管接胸腔闭式引流瓶进行引流。因术后伤口敷料上有渗液及血迹,医嘱予以伤口换药。注意观察引流管的通畅情况,观察水封瓶液面的波动情况;观察创面的部位、大小、深浅,伤口有无红肿热痛,有无出血、渗血、渗液,并根据伤口情况准备相应敷料的种类与数量。

2) 患者评估　患者术后伤口疼痛,可给予半坐卧位减轻疼痛。评估患者精神状态良好、全身状况尚可,伤口无红肿、无渗液、闭合良好。

3) 健康教育　着重强调在伤口换药过程中患者需保持体位固定,以免污染无菌环境;留置胸管的患者,注意保持导管通畅并妥善固定,保持引流瓶的位置良好。注意保持营养均衡。注意保持敷料干燥及良好固定,防止伤口感染。

### (二)案例二

> 患者,李××,女,38岁,工人,高中文化程度,身高162cm,体重52kg。患者于2022年3月发现淋巴结结核,诊断为肺结核肺部阴影及颈部脓肿(淋巴结结核复治)。2022年12月15日,颈部淋巴结彩超检查示:右侧颈部可见数个低回声结节,最大者为25.9mm×10.2mm,边界可辨,形态尚规则;左侧颈部可见数个低回声结

节,最大者为 11.8 mm×6.7 mm,边界可辨,形态尚规则。双侧腋下、双侧腹股沟未见明显肿大淋巴结。遂持续接受抗结核治疗。2024 年 1 月 17 日颈部淋巴结彩超检查示:右侧颈部可见数个低回声结节,最大者为 25.3 mm×18.6 mm,边界可辨,形态尚规则,皮质增厚,厚约 6.0 mm;左侧颈部可见数个低回声结节,最大者为 15.1 mm×9.4 mm,边界可辨,形态尚规则,皮质增厚,厚约 8.4 mm,未见淋巴门结构,可见彩色血流信号。

患者颈部肿块增大,为进一步治疗,予右侧颈部淋巴结切开,同时应用利福平、异烟肼纱条持续引流。直至伤口愈合。

患者入院后予以静脉抗结核药物治疗及颈部淋巴结切开引流。医嘱予淋巴结切开伤口换药＋利福平胶囊 0.15 g＋异烟肼针剂 0.1 g 纱条引流。

1. 操作任务　遵医嘱予淋巴结切开伤口换药。

2. 思维解析

1) 治疗方案评估　患者因淋巴结核行切开引流,伤口外小内深。为促进伤口愈合,医嘱予伤口换药＋局部利福平、异烟肼纱条引流治疗。应注意伤口外消毒的方法,从外到内的原则,消毒两遍,消毒范围为伤口周围 5 cm。

2) 患者评估　按照伤口外观横截面最大直径评估伤口大小,患者伤口最大直径为 2.0 cm。伤口内有脓液流出,且伤口较深,怀疑有窦道形成且窦道较深。在清洁伤口及窦道填塞时,患者有较强的疼痛感。

3) 换药方法　取出填塞的纱条后,用 0.2% 的氯已定围绕伤口外缘 5 cm 由外向内顺时针及逆时针方向各消毒一遍,消毒液避免触及伤口内侧。接着,用镊子或挖勺清除创口坏死组织及生长不良的肉芽组织,再用无菌干棉签清理创面及肉芽组织的分泌物。最后,将异烟肼针剂 0.1 g(1 支)与利福平胶囊 0.15 g(1 粒)混合后,浸润纱条填塞伤口或脓腔。

4) 健康教育　低体重指数、是否并发糖尿病以及伤口是否规律换药是伤口的愈合的重要影响因素。因此,应教育患者积极控制基础疾病,如定期监测血糖指标,保持血糖的良好控制水平。在身体条件允许的情况下,建议患者高蛋白、高热量、高维生素饮食,以保证康复期营养需求。在按时按量使用抗结核药物同时,应每天进行伤口换药,促进伤口恢复。因患者为年轻女性,颈部伤口会影响患者的外观,因此需要加强对患者的心理支持,鼓励其穿戴合适的衣物进行遮挡,以满足患者对外形的需求。

## 四、临床思维要点

伤口换药的临床思维要点在于将操作与伤口类型相结合进行思考,充分评估治疗方案,根据治疗方案进行用物选择与准备;在伤口换药的同时,充分考虑伤口的成因,并针对原发疾病进行治疗,比如营养支持、用药等,并给予相应的健康教育。

## 五、自我测试

自我测试 3-8-1

# 第九节　手　术　准　备

手术准备包括手术患者的准备和手术人员准备。对于手术患者,应做好体位摆放;对于手术人员,则应做好外科手消毒,穿无菌手术衣和戴无菌手套。

## 一、学习目标

### (一) 素养目标

(1) 能与患者有效沟通,缓解患者焦虑情绪。

(2) 具有同理心,能从患者角度思考问题。

(3) 具有爱伤观念,降低患者的创伤。

### (二) 知识目标

(1) 能正确描述手术体位摆放的要求。

(2) 能正确阐述外科刷手的方法。

(3) 能正确阐述穿无菌手术衣和戴无菌手套的方法。

### (三) 技能目标

(1) 能结合治疗方案与患者病情,为患者摆放正确的体位。

(2) 能正确实施外科刷手技术。

(3) 能正确穿脱无菌手术衣和无菌手套。

## 二、操作流程概述

### (一) 目的

(1) 使手术部位暴露明显,保证手术顺利进行。

(2) 根据特定要求对操作者手和前臂至肘部进行清洗,以达到消毒目的。

(3) 按照无菌原则正确穿戴无菌手术衣和手套,确保手术区域无菌状态。

### (二) 评估

1. 操作方案评估　明确患者的手术部位,根据手术部位摆放正确的手术体位;检查体位摆放的用物准备是否齐全,消毒液是否在有效期内;查看无菌手术衣的型号是否合适,是否完整且有无破损;确认无菌手套是否包装完好,是否在有效期内。

2. 患者评估　包括患者的一般情况、心理状况,是否舒适与安全,皮肤完整性和关节活动度,以及呼吸和循环功能。

3. 护士自身评估　包括自身清洁情况,是否戴好口罩、手术帽,确保头发、口鼻不外露;指甲是否剪短,甲缘下有无积垢;手臂皮肤有无破损或化脓性感染等情况。

### (三) 计划

1. 环境准备　层流净化手术室,避免非必要人员走动。

2. **患者准备** 了解操作的目的,充分暴露手术视野,妥善固定。

3. **护士准备** 衣帽整洁,帽不露头发,口罩不露鼻,修剪指甲,洗手,戴口罩。

4. **用物准备**

1) 手术体位摆放 ①仰卧手术体位:枕头或头圈、凝胶肩垫、足跟保护垫2个。②侧卧手术体位:头圈、塑形体位垫、凝胶垫、手板、支臂板、海绵垫、束手带、束腿带。③俯卧手术体位:俯卧位枕3个、凝胶垫2个、束腿带2个。④截石手术体位:截石位圆弧形腿托1套、厚海绵垫或压力缓解保护凝胶腿垫2个、束腿带3个、肩托2个。

2) 手术人员准备 手消毒液、无菌手术衣、无菌手套。

### (四) 实施

🌐 图3-9-1 手术人员准备流程图

### (五) 评价

🌐 图3-9-2 手术人员准备评价表

## 三、案例详情与思维解析

### (一) 案例一

> 患者,张××,女,52岁,退休工人,身高160cm,体重60kg,已婚,育有一女。患者诊断为右乳实质性占位,病理显示黏液癌伴导管原位癌,拟在全麻下行乳癌改良根治术。作为手术室护士,遵医嘱为患者摆放合适的手术体位。

1. **操作任务** 遵医嘱为乳癌改良根治术患者摆放手术体位。

2. **思维解析**

1) 操作方案评估 患者诊断为乳癌,实施全麻下改良根治术,该手术部位为胸部手术,应摆放乳房手术平卧位。

2) 患者评估 摆放体位前,评估患者的呼吸和循环功能,确保体位摆放不影响麻醉医生观察和监测。妥善固定,避免血管和神经受压,防止压力性损伤等。

3) 健康教育 重点向患者解释摆放体位的目的和要求,时刻关注患者心理变化,最大限度保证患者舒适。通过心理护理,减轻患者的焦虑和恐惧情绪。

### (二) 案例二

> 护士,王××,女,35岁,今天做器械护士;护士,张××,女,28岁,今天做巡回护士。两人配合医生完成乳癌改良根治术。请护士小王完成免冲洗手消毒,护士小张协助小王完成穿无菌手术衣和戴无菌手套的操作。

1. **操作任务** 器械护士完成外科免冲洗手消毒、穿无菌手术衣和戴无菌手套操作。

2. 思维解析

1) 操作方案评估　在进行免冲洗手消毒时,需注意自然干燥,此后双手不可下垂,不可接触未经消毒的物品。穿无菌手术衣时,选择遮背式手术衣穿法,并由巡回护士协助完成。戴手套时,选择无接触式戴无菌手套的方法。

2) 护士自身评估　操作前,检查自身仪容仪表的准备工作是否妥当,特别注意头发不可以外露,指甲要剪短且不可留有积垢。

3) 用物准备　除常规用物准备外,还需注意无菌手术衣和手套的型号是否合适。

## 四、临床思维要点

手术准备的临床思维要点在于充分评估患者病情,选择合适的操作方案,并根据治疗方案进行用物选择与准备。在摆放体位操作中,若手术时间较长,患者骶尾部、骨突处、足跟部受压过久,容易出现压红甚至压疮。因此,术中足跟与手术床面应保持 1 cm 为宜;束腿带过紧会造成肢体血液循环受阻,固定时应松紧适度,以能容纳一手掌为宜;体位摆放应保持头、颈、胸呈水平功能位。给予患者相应的健康教育。

## 五、自我测试

自我测试 3-9-1

# 第十节　外科常见引流管护理技术

外科引流管是通过负压或重力作用,将体内的血液、消化液等引流出体外的一种装置。常见的引流包括胃肠减压技术和 T 形管引流技术。胃肠减压技术是指从患者鼻腔置入胃管至胃部,再连接胃肠减压器,利用负压器吸引原理,将胃肠道积聚的气体和液体吸出,以降低胃肠内压力的一种治疗方法。T 形管引流术是在行胆总管手术中,将 T 形引流管置入胆总管内,以引流胆汁、观察病情、造影取石的外科引流方法。

## 一、学习目标

### (一) 素养目标

(1) 能与患者有效沟通,缓解患者焦虑情绪。

(2) 具有同理心,能从患者角度思考问题。

(3) 具有爱伤观念,降低患者的创伤。

### (二) 知识目标

(1) 能正确描述胃肠减压技术和 T 形管引流术的定义。

(2) 能正确阐述引流管引流的目的。

(3) 能正确阐述引流管护理的要点。

### (三) 技能目标

(1) 能结合治疗方案与患者病情,选择合适的引流装置。

(2) 能结合治疗方案与患者病情,正确实施引流装置的更换。

(3) 能及时排除引流管出现的故障。

## 二、操作流程概述

### (一) 目的

1. 解除或缓解症状  胃肠减压可以解除或者缓解肠梗阻所致的症状,T形管可造影取石。

2. 术前准备  胃肠减压可减少胃肠胀气,为胃肠道手术提供帮助。

3. 术后减轻症状  胃肠减压可以吸出胃肠内气体和胃内容物,减轻腹胀,减少缝线张力和伤口疼痛,促进伤口愈合,改善胃肠壁血液循环,促进消化功能恢复。T形管则可支撑胆道,防止胆道阻塞。

4. 利于病情观察  通过观察胃肠减压或T形管引流液情况,可帮助了解病情变化,辅助诊断。

5. 保持引流的有效性  通过更换引流装置,防止逆行感染。

### (二) 评估

1. 操作方案评估  包括更换引流装置的目的和实施步骤。如胃肠减压器更换时,要保证负压状态;T形管引流袋更换时,防止逆流,避免感染。

2. 患者评估  包括患者生命体征、意识状况、皮肤状况、引流管基本情况、胃管置管或T形管位置,以及患者配合程度。同时,向患者解释操作的目的和需要配合的事项。

3. 引流装置的评估  包括引流装置的外包装、有效期、密闭性;打开包装后,检查是否漏气,管路是否有老化或折叠,外包装刻度是否清晰。

### (三) 计划

1. 环境准备  病室安静整洁,温度适宜,光线充足。

2. 患者准备  了解操作的目的、方法、注意事项及配合要点;取舒适卧位,注意保护隐私。

3. 护士准备  衣帽整洁,修剪指甲,洗手,戴口罩。

4. 用物准备

1) 胃肠减压器更换  ①治疗车上层:治疗盘内放置血管钳、治疗巾、弯盘、胶布、棉签、松节油、75%酒精、0.9%氯化钠溶液、石蜡油、清洁纱布、一次性负压引流装置、橡筋、别针、手消毒液。②治疗车下层:锐器盒、生活垃圾桶、医用垃圾桶。

2) T形管引流袋更换  ①治疗车上层:治疗盘内放置引流袋、治疗巾、弯盘、血管钳、酒精棉球、别针、橡皮筋、手消毒液。②治疗车下层:锐器盒、生活垃圾桶、医用垃圾桶。

### (四) 实施

图 3-10-1  更换引装置护理流程图

（五）评价

图 3 - 10 - 2　更换引装置护理评价表

## 三、案例详情与思维解析

### （一）案例一

患者,李××,男,70 岁,农民,身高 169 cm,体重 60 kg,已婚,育有一子。患者因胃癌入院,于昨日在全麻下行实施了毕 Ⅱ 式胃大部切除术。术后患者生命体征平稳,伤口疼痛但可耐受。今晨胃肠减压器中引流出血性液体,遵医嘱更换胃肠减压器。

1. 操作任务　遵医嘱更换胃肠减压器。

2. 思维解析

1）操作方案评估　患者接受的是胃大部切除术,在实施操作前应检查胃管刻度。可以通过使用注射器抽吸胃液的方式,检查引流管是否在位,观察引流是否通畅,防止引流管折叠、扭曲等,并观察引流液的颜色、性状和量。若术后 24 小时内引流出较多鲜红色血性液体,应及时报告医生并配合处理。更换胶布时,注意保持胃管位置固定,擦除胶布痕迹时可使用松节油和酒精,并提前向患者做好解释工作。

2）患者评估　患者术后伤口疼痛,可给予半坐卧位以减轻腹部伤口疼痛。当伤口疼痛明显时,应使用疼痛量表进行评估,并遵医嘱给予处理。在操作过程中,注意观察患者的反应,比如滴石蜡油时患者的配合程度。

3）健康教育　着重强调引流装置负压状态的维持方法,引流液的观察,引流管的固定,以及更换体位时引流装置的固定方法。

### （二）案例二

患者,王××,男,50 岁,公务员,大学文化,身高 175 cm,体重 75 kg。2 年前无明显诱因下出现右上腹部隐痛,当地医院 CT 检查示肝外胆管结石,未予特殊处理。近来发作次数增多,右上腹绞痛伴阵发性加剧,遂入院治疗。昨日行全麻下胆总管切开取石术,术后留置 T 形管一根。遵医嘱做好 T 形引流管的护理。

1. 操作任务　遵医嘱更换 T 形引流管的引流袋。

2. 思维解析

1）操作方案评估　患者接受的是胆总管切开取石术。在实施操作前,需观察引流管周围皮肤情况,检查引流是否通畅,防止引流管折叠、扭曲等,并观察引流液的颜色、性状和量。实施操作时,严格遵循无菌操作原则。患者平卧时,引流管远端不可高于腋中线,引流管口周围皮肤覆盖无菌纱布,并保持纱布干燥。

2）患者评估　患者术后伤口疼痛,可给予半坐卧位以减轻腹部伤口疼痛。当伤口疼痛明显时,应使用疼痛量表进行评估,并遵医嘱给予处理。同时,评估患者有无感染征象。

3) 引流液评估　包括引流液的颜色、性状和量。正常成人每天分泌胆汁 800～1200 ml,呈黄绿色,清亮,无沉渣。术后 24 h 引流量一般为 300～500 ml。若 T 形管无胆汁引流出,应检查 T 形管有无脱出或扭曲;若胆汁过多,则提示胆总管下段有梗阻的可能;若胆汁浑浊,应考虑结石残留或胆管炎症。

4) 健康教育　着重强调引流管固定的方法,不同体位引流袋放置的位置,防止逆流引起感染,注意观察引流液的变化。

### 四、临床思维要点

外科常见引流管护理技术的临床思维要点在于将操作与患者疾病相结合进行思考,充分评估操作方案,根据治疗方案进行用物选择与准备。在引流管护理过程中,应严格遵循"四步管理原则",即确保管道妥善固定,维持引流通畅,实施动态观察,依据临床指征把握最佳拔管时机。

### 五、自我测试

　自我测试 3 - 10 - 1

# 第四章　妇产科护理技能的临床思维

## 第一节　产科腹部检查

产科腹部检查是妊娠中、晚期产前检查的重要内容,运用视诊、触诊、听诊等技术对胎儿大小、胎产式、胎先露、胎方位、胎心等进行评估。产科腹部检查包括视诊、宫高和腹围的测量、四步触诊法以及听诊胎心音。

### 一、学习目标

#### (一)素养目标

(1)能与孕妇有效沟通,使其积极配合检查。

(2)具有爱伤观念,动作轻柔,避免造成孕妇不适。

(3)具有同理心,能从孕妇角度思考问题。

#### (二)知识目标

(1)能正确阐述腹部视诊的内容及意义。

(2)能正确阐述宫高、腹围的测量方法及意义。

(3)能运用四步触诊法判断胎产式、胎先露、胎方位及胎儿是否衔接。

(4)能准确判断胎心音听诊部位。

(5)能准确描述胎心率的正常波动范围。

#### (三)技能目标

(1)能正确测量孕妇的宫高与腹围。

(2)能正确进行四步触诊,并辨别胎产式、胎先露、胎方位。

(3)能准确判断胎心音的听诊部位,正确听取胎心音,并判断胎儿有无缺氧。

(4)能对孕妇及其家属进行孕期相关的健康教育。

### 二、操作流程概述

#### (一)目的

(1)检查子宫的大小,判断子宫大小与妊娠周数是否相符。宫高和腹围可间接反映子宫的大小,通过测量宫高和腹围可初步判断孕周,并间接了解胎儿发育状况,估计胎儿体重。

（2）评估胎产式、胎先露、胎方位及胎先露是否衔接。四步触诊法可检查子宫大小、胎产式、胎先露、胎方位及先露是否衔接。

（3）检查胎心率，监测胎儿宫内安危。听诊胎心音是判断胎儿宫内安危情况的一种简便方法。

**（二）评估**

1. 操作方案评估　产科腹部检查包括视诊、宫高与腹围的测量、四步触诊法以及听诊胎心音。

1）视诊　观察孕妇腹形及大小，腹部有无妊娠纹、手术瘢痕、水肿等情况。腹部过大者，应考虑羊水过多、双胎、巨大儿的可能；腹部过小者，应考虑胎儿生长受限或孕周推算有误等；若腹部向下悬垂（悬垂腹）者，应考虑有骨盆狭窄的可能；若腹部妊娠纹为银白色者，应考虑经产妇可能；若腹部有手术瘢痕者，则与孕妇既往手术史相关；若腹部水肿者，应结合孕妇血压情况，判断是否与妊娠期高血压疾病相关。

2）测量宫高与腹围　宫高可采用手测或软尺测量。使用软尺测量时，将软尺一端放在耻骨联合上缘，另一端贴腹壁沿子宫弧度到子宫底最高点，读取厘米数为所测得的宫高数，以厘米（cm）为单位记录。测量腹围时，用皮尺平脐部绕腹一周，读取厘米数为所测得的腹围数，同样以厘米为单位记录。根据宫底高度及腹围值，可初步判断胎儿大小，并评估其是否与妊娠周数相符。

3）四步触诊法　触诊时需注意孕妇腹壁肌肉的紧张度及子宫肌的敏感度。妊娠中、晚期，采用四步触诊法检查子宫大小、胎产式、胎先露、胎方位及先露是否衔接。第一步：摸清子宫底高度，初步判断胎儿大小是否与妊娠月份相符，并判断子宫底部的胎儿部分。第二步：分辨胎背及胎儿四肢的位置。第三步：进一步查清先露是胎头或胎臀，并左右推动以确定是否衔接。第四步：再次评估先露部的判断是否正确，并确定先露部入盆的程度。

4）听诊胎心音　胎心音最清楚的位置是在孕妇腹壁靠近胎背一侧的上方。枕先露时，胎心音在脐下方左侧或右侧；臀先露时，胎心音在脐上方左侧或右侧。使用胎心听诊器或多普勒胎心仪听胎心 1 分钟，仔细辨析胎心的节律、强弱及远近，判断胎心率是否正常。听诊胎心音时，应与子宫杂音、腹主动脉音、脐带杂音相鉴别。胎心率正常值为 110～160 次/分，节律整齐。若胎心率在此范围以外，需报告医生处理。听诊胎心音应在宫缩间歇期进行。当孕妇腹壁紧、子宫较敏感，难以确定胎方位时，也可结合胎心及胎先露情况综合分析判定胎方位。

2. 患者评估　包括孕妇的年龄、胎产次、孕周、意识状态及营养状况等；了解孕妇产前检查的情况，有无妊娠并发症或合并症等；评估孕妇是否了解产科腹部检查的目的、方法、注意事项及配合要点。

3. 环境评估　产科腹部检查可以在检查室或孕妇的床旁进行，检查时需暴露孕妇的腹部。操作过程中应注意保护孕妇的隐私，并具有爱伤观念。检查前将室内温度调节至22～24 ℃，检查时请无关的异性家属回避，关闭门窗或拉起围帘。

（三）计划

1. 环境准备 病室安静整洁,温度适宜,光线明亮。

2. 患者准备 了解产科腹部检查的目的、方法、注意事项及配合要点;检查前排尿;仰卧于检查床上,头部稍抬高,露出腹部,双腿略屈曲分开,放松腹肌。

3. 护士准备 衣帽整洁,修剪指甲,洗手,戴口罩。

4. 用物准备

1）宫高及腹围测量 ①治疗车上层:治疗单、记录单、软尺、手消毒剂。②治疗车下层:生活垃圾桶、医用垃圾桶。③其他:笔。

2）胎心音听诊 ①治疗车上层:治疗单、记录单、多普勒胎心听诊器、超声波耦合剂、清洁柔软纸巾、手消毒剂。②治疗车下层:生活垃圾桶、医用垃圾桶。③其他:手表（带秒针）、笔。

（四）实施

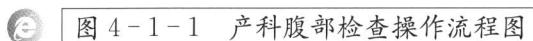

ℯ 图 4-1-1 产科腹部检查操作流程图

（五）评价

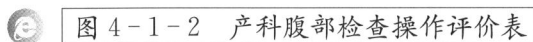

ℯ 图 4-1-2 产科腹部检查操作评价表

## 三、案例详情与思维解析

（一）案例一

患者,李××,女,28 岁,为初孕妇,妊娠 32 周到产科门诊进行常规产检。既往产前检查共 5 次,结果均正常。询问孕妇前次产检后无头痛、眼花、腹痛、阴道流血或胎动异常等情况。测量孕妇体重 61 kg,血压 115/85 mmHg,检查双侧下肢未见明显异常。请为该孕妇进行宫高和腹围测量,并实施四步触诊法。

1. 操作任务 为孕妇测量宫高和腹围,并实施四步触诊法。

2. 思维解析

1）操作方案评估 患者为初孕妇,妊娠 32 周,无不适主诉。此次为常规产前检查复诊,既往检查无异常。首先进行腹部视诊,注意观察孕妇腹壁有无妊娠纹及水肿等情况;然后测量宫高和腹围,并及时记录检查结果,判断是否与其妊娠周数相符;最后触诊,注意孕妇腹壁肌肉的紧张度及子宫肌的敏感度。在气温较低时,检查者应注意手部预热,以免刺激腹壁造成紧张,同时也体现操作者的爱伤观念。孕妇已妊娠 32 周,通过四步触诊法判断胎产式、胎先露、胎方位以及先露是否入盆。

2）患者评估 患者为初孕妇,此次为产前检查复诊。评估其是否知晓产科腹部检查的目的,嘱其排尿后仰卧于检查床上,放松腹部。

3）环境评估 检查过程中孕妇需暴露腹部,应采用屏风或围帘遮挡,以保护患者的隐私;同时通过关闭门窗、调节室内温度、检查者手部预热等措施避免孕妇受凉或造成不适,体现对孕妇的关爱。

4）护患沟通　在检查过程中,操作者应耐心指导患者配合检查,同时将每一项检查结果与患者沟通,态度和蔼、语气亲切。

5）健康教育　孕妇体重增长过多或增长不足,均会影响母儿的身体健康,甚至增加妊娠期合并症及难产的风险,因此指导孕妇监测体重增长情况十分必要。妊娠中、晚期应每周测量一次体重。

胎动是反映胎儿宫内安危的一个标志。胎动计数是孕妇自我监护胎儿宫内健康的一种重要手段。初孕妇通常于妊娠 20 周左右开始自觉胎动。从妊娠 30 周起直至临产,孕妇应进行规律性的胎动监测、记录。每天早、中、晚,平静状态下各计数胎动 1 小时,每小时胎动应不少于 3 次。然后把每次测得的次数记录在本子上,3 次测得的次数相加后再乘以 4,即得出 12 小时的胎动次数。12 小时内胎动累计数在 30 次以上为正常,少于 10 次或突然较以往减少 50％以上,应考虑子宫胎盘功能不足,胎儿有宫内缺氧的可能,孕妇应及时到医院就诊。

### （二）案例二

患者,黄××,女,26 岁。$G_2P_0$,孕 38 周,左枕前位（LOA）。规律性宫缩 3 小时,有少量阴道流血,无阴道流液。阴道检查:宫口扩张 1 cm,胎先露－1 cm。因临产而收住产房。请为该孕妇进行胎心音听诊。

1. 操作任务　为孕妇听诊胎心音。

2. 思维解析

1）操作方案评估　要求为该孕妇听诊胎心音。为确定听诊部位,应首先进行腹部四步触诊检查。根据四步触诊法的结果初步确定胎心音听诊部位,用多普勒胎心听诊器进行听诊,及时记录听诊结果,判断胎儿宫内安危。

2）患者评估　患者目前已临产,处于第一产程。应在宫缩间歇期听取胎心音。因此,听诊胎心音前应先进行腹部触诊,了解有无宫缩。

3）人文关怀　该孕妇已进入第一产程。当检查者触及宫缩时,可指导孕妇通过呼吸技术转移注意力,放松肌肉,缓解紧张和恐惧情绪,以有效减轻分娩疼痛。

4）检查结果判读　胎心音正常值为 110～160 次/分。若胎心率在此范围以外,提示胎儿有缺氧的可能。可嘱孕妇采取左侧卧位,并立即报告医生进行处理。

## 四、临床思维要点

产科腹部检查的临床思维要点在于将操作与患者的孕周、是否临产、有无妊娠并发症与合并症相结合进行思考,充分评估操作方案,确定操作步骤及所需用物,有条不紊地进行操作。在操作过程中要尊重患者隐私,体现人文关怀,动作轻柔、语言亲切。操作结束后,对检查结果正确记录并进行判读,对于异常的检查结果要能及时识别并做出相应的处理。最后,根据患者的妊娠周数及本次妊娠的具体情况,给予相应的健康教育。

## 五、自我测试

📧 自我测试 4-1-1

# 第二节　胎儿电子监护

　　胎儿电子监护是监测胎儿宫内安危的重要手段,广泛用于产前及产程中胎儿状况的监测。其能够连续观察并记录胎心率的动态变化,同时描记子宫收缩和胎动的情况,反映三者间的关系。通过分析胎心基线率水平、胎心基线变异及周期性胎心改变,可以综合判断胎儿的储备能力,评估胎儿宫内安危情况。

## 一、学习目标

### (一)素养目标

(1)能与孕妇有效沟通,使其积极配合检查。

(2)具有爱伤观念,动作轻柔,避免造成孕妇不适。

(3)具有同理心,能从孕妇角度思考问题。

### (二)知识目标

(1)能正确阐述胎儿电子监护的目的。

(2)能正确判读胎儿电子监护的胎心基线率、基线变异。

(3)能准确说出胎儿电子监护基本图形的意义。

### (三)技能目标

(1)能熟练操作胎儿电子监护仪。

(2)能正确进行胎儿电子监护。

## 二、操作流程概述

### (一)目的

　　(1)在无宫缩、无外界负荷刺激的情况下,用胎儿电子监护仪进行胎心率与胎动的观察和记录,以了解胎儿的宫内储备能力,又称无应激试验(none - stresstest,NST)。无应激试验异常,提示胎儿有缺氧可能。

　　(2)观察和记录宫缩后胎心率的变化,了解宫缩时胎盘一过性缺氧的负荷变化,评估胎儿的宫内储备能力。对宫缩的要求:10 分钟内宫缩≥3 次,每次持续时间≥40 秒。如果产妇自发的宫缩满足上述要求,则无须诱导宫缩,称为宫缩应激试验(contraction stress test,CST);若需通过静脉滴注子宫收缩药诱导宫缩,则称为缩宫素激惹试验(oxytocin challenge test,OCT)。CST/OCT 图形的判读主要基于是否出现晚期减速。

## （二）评估

1. **操作方案评估**　胎儿电子监护可以从妊娠32周开始,是产前检查的常规项目之一。对于高危孕妇,如病情需要,胎儿电子监护最早可从进入围产期(妊娠28周)开始。在妊娠晚期,若孕妇自觉胎动减少,或产前检查出现异常,怀疑胎盘功能减退,可通过胎儿电子监护进行评估。

2. **患者评估**　包括孕妇的年龄、胎产次、孕周、意识状态、有无宫缩等情况;了解孕妇此次检查的目的、产前检查情况,有无妊娠并发症或合并症等;评估孕妇是否了解胎儿电子监护的目的、方法、注意事项及配合要点。

3. **环境评估**　胎儿电子监护在检查室或孕妇的床旁进行。检查时孕妇采取坐位或侧卧位,需暴露腹部,一般监护20分钟,也有可能需要监护40分钟或更长时间。操作过程中应注意保护孕妇的隐私,体现爱伤观念。检查前将室内温度调节至22~24℃,检查时请无关的异性家属回避,关闭门窗或拉起围帘。

## （三）计划

1. **环境准备**　病室安静整洁,温度适宜,光线充足。

2. **患者准备**　了解胎儿电子监护的目的、方法、注意事项及配合要点;检查前排尿;孕妇取坐位、半卧位或侧卧位,露出腹部。

3. **护士准备**　衣帽整洁,修剪指甲,洗手,戴口罩。

4. **用物准备**　①治疗车上层:治疗单、胎儿电子监护仪、记录纸、超声探头、弹性固定带、超声波耦合剂、听诊器、清洁柔软纸巾、手消毒剂。②治疗车下层:生活垃圾桶、医用垃圾桶。③其他:笔。

## （四）实施

图4-2-1　胎儿电子监护操作流程图

## （五）评价

图4-2-2　胎儿电子监护操作评价表

## 三、案例详情与思维解析

### （一）案例一

　　患者,李××,女,26岁,为初孕妇,妊娠34周到产科门诊常规产检。既往产前检查共6次,结果均正常。此次妊娠后无头痛、眼花、腹痛、阴道流血等异常情况。自觉胎动正常,现无腹痛等不适。请为该孕妇进行胎儿电子监护。

1. **操作任务**　为该孕妇进行胎儿电子监护。

2. **思维解析**

1) **操作方案评估**　该孕妇为产前检查时常规进行胎儿电子监护,目前无腹痛等不适主诉。操作前先对孕妇进行腹部触诊，了解子宫张力，判断有无子宫收缩。若无子宫收缩，则进行无应激试验；若有子宫收缩，则进行宫缩应激试验。

2）患者评估　孕妇妊娠 34 周，目前无阴道流血或流液，为常规产前检查。操作时患者可采取坐位、侧卧位或半卧位，尽量避免仰卧位，以免发生仰卧位低血压综合征。同时，避免空腹监测。

3）用物准备　区分宫缩探头和胎心胎头，宫缩探头禁止涂耦合剂，以免损伤胎儿电子监护仪。监测前检查监护仪运行是否正常，时间显示是否准确。

4）操作过程　注意孕妇保暖和保护隐私。注意孕妇有无不适主诉，必要时调整孕妇体位。注意孕妇有无翻身，探头是否脱落，固定带松紧是否适宜。教会孕妇自觉胎动时手按胎动机钮的方法，并注意其是否及时记录胎动。监护过程中应关注胎心率的变化，注意仪器走纸是否正常，图纸描记线是否连续。连续监护 20 分钟，若胎儿在睡眠中，视胎心、胎动及监测情况决定是否延长监测时间。

5）结果判读　监护结束后，根据胎心率基线、胎动时胎心率一过性变化（变异、减速和加速等）初步判断监护结果。正常胎心率基线范围为 110～160 次/分；胎心率基线变异为 6～25 次/分（中等变异）；40 分钟内胎心率≥2 次/分加速超过 15 次/分，持续 15 秒。如有异常，需即刻通知医生。监护曲线图和报告需放入孕妇病历保存。

### （二）案例二

> 患者，方××，女，32 岁。$G_2P_1$，孕 38 周，妊娠糖尿病，已临产。查体：每 2～3 分钟宫缩 30 秒，强度中等。胎心率 145 次/分。宫口扩张 2 cm，胎先露−1 cm，羊膜囊凸。请为该孕妇进行胎儿电子监护。胎儿电子监护发现，胎心率减速，并且减速与宫缩的关系不恒定，减速下降幅度最大为 80 次/分，持续时间长短不一，但能快速恢复。请为该孕妇进行胎儿电子监护。

1. 操作任务　为孕妇进行胎儿电子监护。判读胎儿电子监护结果，并做出相应处理。

2. 思维解析

1）操作方案评估　该孕妇合并妊娠糖尿病，已足月临产，每 2～3 分钟宫缩 30 秒，强度中等。此时应进行宫缩应激试验，观察和记录宫缩后胎心率的变化，了解宫缩时胎盘一过性缺氧的负荷变化，评估胎儿的宫内储备能力。

2）患者评估　孕妇妊娠 38 周，经产妇，已临产，胎膜未破，宫口扩张 2 cm，先露−1 cm，目前为第一产程。操作时患者可采取坐位、侧卧位或半卧位，尽量避免仰卧位。

3）结果判读　宫缩应激试验或缩宫素激惹试验的图形判读主要基于是否出现晚期减速。若胎心减速几乎与宫缩同时出现，胎心率最低点在宫缩的高峰，下降幅度<50 次/分，持续时间短，恢复快，这属于早期减速，一般发生在第一产程后期，是宫缩时胎头受压所致，可改变孕妇体位继续观察。若胎心率减速多在宫缩高峰后开始出现，下降缓慢，下降幅度<50 次/分，持续时间长且恢复缓慢，这属于晚期减速，一般认为是胎盘功能不良、胎儿有宫内缺氧的表现。若胎心率变异形态不规则，减速与宫缩无恒定关系，持续时间长短

不一,下降幅度＞70次/分且恢复迅速,这属于变异减速,一般认为是由于宫缩时脐带受压,兴奋迷走神经所致。当发现晚期减速和变异减速时,应立即通知医生进一步处理。在该案例中,胎儿电子监护图形显示为变异减速,应立即通知医生,同时变换孕妇体位,给予吸氧。

### 四、临床思维要点

胎儿电子监护的操作要点在于根据孕妇有无宫缩选择无应激试验、宫缩应激试验或缩宫素激惹试验。在操作过程中,要注意观察孕妇的反应,如有不适则改变体位;同时注意弹性固定带的松紧、探头有无脱落,以及图纸描记线是否连续,并及时进行调整。监护结束后,需对图形进行判读,并作出相应的处理。

### 五、自我测试

自我测试 4-2-1

# 第三节  会 阴 擦 洗

会阴擦洗是妇产科临床护理工作中最常用的护理技术之一,可保持患者会阴及肛门部清洁,增进患者的舒适度并促进会阴部伤口的愈合,预防生殖系统、泌尿系统的逆行感染。

### 一、学习目标

#### (一) 素养目标

(1) 能与患者有效沟通,使其积极配合操作。

(2) 具有爱伤观念,动作轻柔,避免造成患者不适。

(3) 具有同理心,能从患者角度思考问题。

#### (二) 知识目标

(1) 能正确阐述会阴擦洗的目的。

(2) 能准确说出会阴擦洗的适应证。

(3) 能正确叙述会阴擦洗的步骤。

#### (三) 技能目标

(1) 能正确评估患者的会阴部情况及产后恢复情况。

(2) 能正确选择擦洗的工具及用物。

(3) 能正确进行会阴擦洗。

(4) 能针对患者的情况对其进行相关的健康教育。

## 二、操作流程概述

### (一) 目的

(1) 保持外阴部清洁,促进舒适。适用于产后、急性外阴炎患者,以及长期卧床、生活不能自理者。

(2) 去除外阴分泌物,促进伤口愈合。适用于产后会阴裂伤、会阴切开行缝合术或妇科会阴部手术后患者。

(3) 预防生殖系统及泌尿系统逆行感染。适用于妇科或产科手术后留置导尿管患者。在进行会阴擦洗同时,需对留置导尿管进行护理。

(4) 观察了解子宫复旧及会阴部伤口愈合情况。对于产后患者,在进行会阴擦洗前,应手测子宫底高度,观察恶露的量、颜色及气味,以了解子宫复旧情况;并同时观察会阴部伤口愈合情况。如发现异常,需及时汇报并处理。

### (二) 评估

1. **操作方案评估**　主要是评估操作的目的。若患者有留置导尿管,要同时进行导尿管护理。操作前应备齐相应的用物。

2. **患者评估**　包括患者的年龄、病情、意识状态等,心理反应、情绪及配合程度;以及是否了解会阴擦洗的目的、方法、注意事项及配合要点。

3. **操作部位评估**　若是产后患者,需评估其产后天数及恶露量。若恶露较多,在操作前需多备些纱球;若为阴道分娩,要评估会阴部伤口的愈合情况;若为剖宫产术后留置导尿管患者,需准备好导尿管护理用物。

4. **环境评估**　会阴擦洗在患者床旁进行,患者采取屈膝仰卧位,操作时需暴露会阴部。操作过程中应注意保护孕妇隐私,请异性家属回避,关闭门窗或拉起围帘。操作前将室内温度调节至 22～24 ℃,体现爱伤观念。

### (三) 计划

1. **环境准备**　病室安静、整洁,温度适宜,光线充足。

2. **患者准备**　了解会阴擦洗的目的、方法、注意事项及配合要点;操作前患者排空膀胱,脱去一侧或双侧裤腿,取屈膝仰卧位,双腿略外展,暴露外阴。

3. **护士准备**　衣帽整洁,修剪指甲,洗手,戴口罩。

4. **用物准备**　①治疗车上层:治疗单、记录单、一次性会阴垫 1 块、治疗巾 1 块、一次性手套 1 副、治疗盘 1 个(盘内放置消毒弯盘 2 个、无菌镊子或无菌卵圆钳 2 把、无菌棉球若干、擦洗液(0.1％苯扎溴铵溶液、0.02％碘伏溶液、1∶5 000 高锰酸钾溶液))、集尿袋(如患者有留置导尿管)、手消毒剂。②治疗车下层:生活垃圾桶、医用垃圾桶。③其他:笔。

### (四) 实施

图 4-3-1　会阴擦洗操作流程图

（五）评价

图 4-3-2 会阴擦洗操作评价表

# 三、案例详情与思维解析

## （一）案例一

患者,王××,女,30 岁。$G_3P_1$,分娩后第 2 天。既往产前检查结果均正常,2 天前经剖宫术分娩一名 3 600 g 女婴,术中失血 200 ml。查体:体温 37.9 ℃,脉搏 85 次/分,呼吸 18 次/分,血压 115/70 mmHg。双乳腺触诊轻度肿胀,无发红。子宫在脐下 2 横指,质硬,无压痛。腹部伤口无红肿。恶露量少于月经量,色暗红,无臭味。留置导尿管通畅,色清。请为该剖宫术产妇擦洗会阴。

1. 操作任务  为剖宫术产妇擦洗会阴。

2. 思维解析

1）操作方案评估  产后应保持会阴清洁、干燥,并用消毒液擦洗外阴,每天 2～3 次。该患者为初产妇,于剖宫产术后第 2 天,恶露量少于月经量,会阴无伤口,留置导尿管通畅。会阴擦洗目的:清除阴道分泌物,保持会阴部的清洁,促进舒适,防止生殖系统感染;进行留置导尿管护理,防止泌尿系统逆行感染;评估患者产后恢复情况,包括子宫收缩情况和恶露情况,发现异常及时报告医生进行相应处理;给予患者相应的健康教育。

2）患者评估  患者为剖宫产术后第 2 天,宫底位于脐下 2 横指,质硬;恶露色暗红,量少于月经量;子宫复旧可。患者留置导尿管,应注意导尿管是否通畅,避免脱落或打结。体温 37.9 ℃,双乳腺触诊轻度肿胀,考虑为泌乳热可能。

评估患者是否知晓会阴擦洗的目的及配合要点。

3）用物准备  准备会阴擦洗及导尿管护理所需用物。若天气寒冷,应注意预热用物。

4）环境准备  操作中需脱去患者一条裤腿,暴露外阴部。因此,需注意保护患者隐私,关门窗、拉围帘,室内温度应调节至 22～24 ℃。

5）操作过程  第一遍擦洗时,自耻骨联合一直向下擦至臀部,顺序为自上向下、由外向内,先擦净一侧后换棉球同样擦净对侧,再用另一棉球自阴阜向下擦净中间,初步擦净会阴部的污垢、血迹和分泌物。第二遍擦洗的顺序为由内向外,或以伤口为中心向外擦洗,每擦洗一个部位更换一个棉球,最后擦洗肛门,并将棉球丢弃,以避免伤口、阴道口、尿道口被污染。第三遍顺序同第二遍;也可根据患者情况增加擦洗次数,直至擦净。操作中注意无菌原则,更换无菌纱球时避免直接取用,注意用物传递;接触过肛门的纱球及镊子应及时丢弃;擦洗时须动作轻柔,避免引起患者局部不适或疼痛。

6）健康教育  该患者为初产妇,剖宫产术后第 2 天是健康教育的关键期。应告知患者注意个人卫生,保持外阴清洁,勤换会阴垫,会阴用物要清洁和消毒;注意营养和适当活动;若有恶露异常、腹痛、发热等,应及时报告。除了会阴部护理外,还应注意患者的整体情况。该患者有泌乳热,应告知患者这不属于病态,并鼓励其进行母乳喂养。

### (二)案例二

患者,刘××,女,28岁,$G_1P_1$,分娩后第3天,诉会阴部疼痛。3天前阴道分娩一男婴,体重3900g。会阴Ⅱ度裂伤,常规修补缝合。查体:体温38.1℃,脉搏86次/分,呼吸18次/分,血压110/65mmHg。双乳腺触诊轻度肿胀,无发红。子宫在脐下3横指,质硬,无压痛。恶露量中等,色暗红,无臭味。会阴部伤口位于左侧,红肿,有渗出,有压痛。请为该产妇擦洗会阴。

1. 操作任务 为产妇擦洗会阴。

2. 思维解析

1)操作方案评估 该患者为初产妇,阴道分娩后第3天,会阴Ⅱ度裂伤,已行常规修补缝合。会阴擦洗目的:清除阴道分泌物,保持会阴部的清洁,促进舒适,预防生殖系统的感染,促进伤口愈合;评估患者产后恢复的情况,包括子宫复旧、恶露、伤口愈合情况,发现异常及时报告医生进行相应处理;给予患者相应的健康教育。

2)患者评估 对于会阴部有缝线的患者,应每天观察伤口周围有无渗血、血肿、红肿、硬结及分泌物。该患者阴道分娩后第3天,会阴Ⅱ度裂伤经修补缝合,主诉会阴部疼痛。查体:体温38.1℃,会阴部伤口红肿、有渗出、疼痛。该患者可能存在会阴部伤口感染,应及时通知医生进一步处理。

3)健康教育 该产妇会阴部左侧有伤口,应告知其注意个人卫生、保持外阴清洁、勤换会阴垫,会阴用物要清洁和消毒;并嘱产妇健侧卧位,防止恶露污染伤口。

### 四、临床思维要点

会阴擦洗的临床思维要点在于将操作与产妇的分娩方式、产后恢复等情况相结合进行思考。根据产妇有无留置导尿管进行用物选择与准备。在进行会阴擦洗操作的同时,要评估其产后恢复情况,如子宫复旧、恶露、会阴部伤口等。如有异常,应及时通知医生,并根据产妇伤口有无水肿、血肿、感染等情况决定进一步处理方案。会阴擦洗时要注意严格执行无菌原则。擦洗结束后,应结合产妇的情况给予相应的健康教育。

### 五、自我测试

自我测试4-3-1

## 第四节 会阴湿热敷

会阴湿热敷是一种护理措施,它应用热原理和药物的化学反应直接作用于患区,促进局部血液循环,增强白细胞的吞噬作用,有利于炎症局限或消散,加速组织修复和再生。

## 一、学习目标

### （一）素养目标

（1）能与患者有效沟通，使其积极配合操作。

（2）具有爱伤观念，动作轻柔，避免造成患者不适。

（3）具有同理心，能从患者角度思考问题。

### （二）知识目标

（1）能正确阐述会阴湿热敷的原理和作用。

（2）能准确说出会阴湿热敷的适应证。

（3）能正确叙述会阴湿热敷的步骤。

### （三）技能目标

（1）能正确选择会阴湿热敷的工具及用物。

（2）能正确评估患者会阴情况。

（3）能正确进行会阴湿热敷。

（4）能针对患者的情况对其进行相关的健康教育。

## 二、操作流程概述

### （一）目的

（1）促进局部血液循环、消炎、消肿、减轻疼痛。常用于会阴部水肿及血肿的消散期。

（2）加速组织修复和再生，有利于外阴伤口的愈合。常用于会阴部伤口硬结及早期感染者。

### （二）评估

1. 操作方案评估　分娩后，产妇外阴有轻度水肿，一般于产后 2～3 天消退；轻度会阴撕裂或会阴切开缝合伤口，一般在产后 3～4 天愈合。保持会阴清洁、干燥，常规进行会阴擦洗即可，无须特殊处理。若会阴水肿严重、会阴部小血肿或会阴部伤口感染早期，可采用 50% 硫酸镁湿热敷，每天 2 次，每次 20 分钟；或产后 24 小时后红外线照射外阴。若产妇伤口疼痛剧烈或有肛门坠胀感，应及时报告医生。对于较大的血肿，应配合医生切开处理；若会阴部伤口感染严重者，应提前拆线引流。

2. 患者评估　包括患者的年龄、病情、意识状态等，心理反应、情绪及配合程度，以及是否了解会阴湿热敷的目的、方法、注意事项及配合要点。

3. 环境评估　会阴湿热敷应在会阴擦洗、清洁外阴局部伤口后进行。操作时患者采取屈膝仰卧位，需暴露会阴，热敷时间约为 20 分钟。操作过程中应注意保护孕妇的隐私，请异性家属回避，关闭门窗或拉起围帘。护士应具有爱伤观念，操作前将室内温度调节至 22～24 ℃。

### （三）计划

1. 环境准备　病室安静整洁，温度适宜，光线充足。

2. 患者准备　了解会阴湿热敷的目的、方法、注意事项及配合要点。操作前患者排空膀胱,脱去一侧或双侧裤腿,取屈膝仰卧位,双腿略外展,暴露外阴。

3. 护士准备　衣帽整洁,修剪指甲,洗手,戴口罩。

4. 用物准备　①治疗车上层:治疗单、记录单、一次性会阴垫 1 块、治疗巾 1 块、棉垫 1 块、无菌纱布数块、一次性手套 1 副、治疗盘 1 个(盘内放置消毒弯盘 2 个、无菌镊子或无菌卵圆钳 2 把、无菌棉球若干、无菌棉签 1 袋)擦洗液(0.1%苯扎溴铵溶液、0.02%碘伏溶液、1∶5 000 高锰酸钾溶液)、医用凡士林、50%硫酸镁或 95%酒精溶液(温度为 41～46 ℃))、热水袋或红外线灯、水温计 1 个、手消毒剂。②治疗车下层:生活垃圾桶、医用垃圾桶。③其他:笔。

### (四) 实施

🔲 图 4-4-1　会阴湿热敷操作流程图

### (五) 评价

🔲 图 4-4-2　会阴湿热敷操作评价表

## 三、案例详情与思维解析

**案例一**

> 患者,王××,女,28 岁。$G_1P_1$,分娩后第 3 天,自诉会阴部伤口疼痛。3 天前患者经产钳术娩一 4 500 g 女婴,术中失血 300 ml。查体:体温 37.8 ℃,脉搏 85 次/分,呼吸 18 次/分,血压 110/60 mmHg。宫底位于脐下 3 横指,硬、无压痛。恶露量中,色暗红,无臭味。会阴左侧伤口缝合处色红、轻度肿胀、有压痛。请为该产妇进行会阴湿热敷。

1. 操作任务　为产妇进行会阴湿热敷。

2. 思维解析

1) 操作方案评估　患者为初产妇,经产钳术阴道分娩后第 3 天,主诉会阴部伤口疼痛。查体:会阴左侧伤口缝合处色红、轻度肿胀、有压痛。综合患者主诉及查体情况,考虑会阴部伤口轻度感染可能。对该患者进行会阴湿热敷的目的是促进会阴部伤口局部血液循环、消炎、消肿、减轻疼痛,并有利于加速组织修复和再生,有利于外阴伤口的愈合。

2) 患者评估　包括患者是否知晓会阴湿热敷的目的及配合要点,评估患者的意识状态。若患者休克、昏迷及局部感觉不灵敏,应特别注意防止烫伤。

3) 用物准备　准备会阴湿热敷的用物,湿热敷的温度一般为 41～46 ℃。

4) 环境准备　操作中需脱去患者一条裤腿,暴露外阴部。因此,需注意保护患者的隐私,关门窗、拉围帘,室内温度调节至 22～24 ℃。

5) 操作过程　会阴湿热敷应在会阴擦洗、清洁外阴局部伤口后进行。湿热敷的面积应是病变范围的 2 倍。湿热敷温度应以患者可以接受为宜,对于休克、昏迷及局部感觉不灵敏的患者,应特别注意防止烫伤。会阴湿热敷一般持续 15～30 分钟。在会阴湿热敷的过程中,应随时评价效果,并为患者提供生活护理。

### 四、临床思维要点

会阴湿热敷的临床思维要点首先在于评估患者的会阴部伤口情况。若产后 2～3 天产妇外阴有轻度水肿,无须特殊处理,只需保持会阴清洁、干燥,常规进行会阴擦洗即可;若产妇伤口疼痛剧烈、有肛门坠胀感、发现大的血肿或会阴部伤口感染严重,则应及时报告医生,以免贻误病情。在操作过程中,要注意观察患者的反应,防止烫伤,每 3～5 分钟更换热敷垫 1 次,并随时为患者提供生活护理,体现以患者为中心、爱伤观念。

### 五、自我测试

自我测试 4 - 4 - 1

# 第五节　母乳喂养指导

母乳喂养是指产妇以自身乳汁哺育婴儿的喂养方式。护理人员应帮助产妇知晓母乳喂养的重要性,并对产妇的母乳喂养知识和技能进行评估,如有不足,应及时给予指导。

## 一、学习目标

### (一) 素养目标

(1) 能与患者有效沟通,使其积极配合操作。
(2) 具有爱伤观念,动作轻柔,避免造成患者不适。
(3) 具有同理心,能从患者角度思考问题。

### (二) 知识目标

(1) 能正确阐述母乳喂养的优点。
(2) 能准确说出哺乳时间、哺乳体位、哺乳方法以及哺乳的注意事项。
(3) 能正确叙述乳房护理的步骤。

### (三) 技能目标

(1) 能正确评估产妇的分娩方式、身体状况及乳房情况。
(2) 能正确评估产妇的母乳喂养知识及技能掌握程度。
(3) 能正确评估新生儿情况。
(4) 能针对产妇的情况对其进行母乳喂养指导。

## 二、操作流程概述

### (一) 目的

(1) 对产妇进行母乳喂养知识的宣教,常用于产前和产后患者。

（2）对产妇进行母乳喂养技能的指导,常用于产前和产后患者。

## （二）评估

1. 产妇评估　包括产妇对母乳喂养的认识与配合程度;乳房充盈度、有无乳头内陷、乳头皲裂等情况;是否有不适合母乳喂养的疾病,如严重心脏病、精神病等或长期服用可能通过乳汁排泄的药物。

2. 新生儿评估　包括新生儿出生情况、意识状态、生命体征、口腔有无畸形。

3. 母乳喂养评估　观察产妇喂养动作,判断是否喂养得当。如果喂养得当,哺乳时可听见吞咽声,母亲有泌乳的感觉;喂奶前乳房丰满,喂奶后乳房较柔软;24小时内,婴儿尿布湿6次及以上,大便若干次。两次喂奶之间,婴儿表现为满足、安静的状态;婴儿体重增长理想。

4. 环境评估　环境应清洁、安静,光线明亮,室温22～24 ℃。注意保护产妇的隐私。

## （三）计划

1. 环境准备　病室安静整洁,温度适宜,光线充足。

2. 患者准备　了解母乳喂养的优点,修剪指甲,用肥皂水清洗双手。

3. 护士准备　衣帽整洁,修剪指甲,洗手,戴口罩。

4. 用物准备　①治疗车上层:脸盆、温开水壶（内盛39～41 ℃温开水）、小毛巾、病历本、手消毒剂。②治疗车下层:生活垃圾桶、医用垃圾桶。③其他:笔。

## （四）实施

图 4-5-1　母乳喂养操作流程图

## （五）评价

图 4-5-2　母乳喂养操作评价表

# 三、案例详情与思维解析

## （一）案例一

> 患者,方××,女,28岁。$G_3P_2$,足月妊娠,阴道分娩后第3天。自诉下腹部阵发性疼痛,尤以哺乳时加剧,故而不愿继续哺乳。查体:体温37.5 ℃,脉搏85次/分,呼吸18次/分,血压115/65 mmHg。双侧乳房无红肿,乳头无皲裂,轻度肿胀,有压痛。宫底位于脐下3横指,硬、无压痛。恶露量中,色暗红,无臭味。请为该产妇进行母乳喂养指导。

1. 操作任务　为产妇进行母乳喂养指导。

2. 思维解析

1）指导方案评估　患者为经产妇,阴道分娩后第3天,由于哺乳时腹部阵发性疼痛而拒绝哺乳。针对该产妇,母乳喂养指导的重点在于向其解释哺乳时发生腹部阵发性疼痛的原因。

2）患者评估　评估产妇对母乳喂养的认识与配合程度；乳房充盈度，有无乳头内陷、乳头皲裂等情况；是否有不适合母乳喂养的疾病，如严重心脏病、精神病等或长期服用可能通过乳汁排泄的药物。

3）母乳喂养评估　通过观察产妇的喂养动作、乳房情况，以及婴儿的二便、睡眠、体重增长情况，判断母乳喂养是否成功。

4）指导过程　在充分评估产妇、新生儿及母乳喂养情况后，根据该产妇存在的问题给予有针对性的指导。首先，告知产妇哺乳时腹部阵发性疼痛的原因是婴儿吸吮刺激机体分泌缩宫素，从而引起子宫收缩，这不仅有利于减少产后出血，也是母乳喂养的优点之一，以此帮助产妇消除对哺乳的顾虑。同时，提醒产妇如果不及时哺乳排空乳房，会引起乳汁淤积，并阻塞乳腺管，严重时会导致乳腺炎，因此鼓励产妇按需哺乳。在产妇充分知晓坚持母乳喂养的重要性后，观察并评估其母乳喂养技能是否存在问题，并给予相应的指导。

## （二）案例二

患者，李××，女，24 岁。$G_1P_1$，足月妊娠，剖宫产术后第 4 天。自诉哺乳时乳头疼痛剧烈。查体：体温 37.6℃，脉搏 84 次/分，呼吸 16 次/分，血压 110/65 mmHg。双侧乳房肿胀明显，右侧乳头皲裂。请为该产妇进行母乳喂养指导。

1. 操作任务　为产妇进行母乳喂养指导。
2. 思维解析
1）指导方案评估　该患者为初产妇，剖宫产术后第 4 天，哺乳时乳头疼痛剧烈。查体：右侧乳头皲裂，右侧乳房肿胀明显。因此，针对该产妇，母乳喂养指导的重点在于乳头皲裂的护理。

2）患者评估　该产妇剖宫产术后，应指导其在哺乳时采取适宜的体位和姿势，如坐位环抱式或侧卧位。

3）指导过程　告知产妇造成乳头皲裂的原因主要是新生儿含接姿势不良。对于轻度乳头皲裂，产妇可以继续哺乳；疼痛严重者，可用吸乳器将乳汁吸出，再喂给新生儿，或用乳头罩间接哺乳。协助产妇采取正确、舒适且松弛的喂哺姿势。哺乳前，湿热敷乳房和乳头 3～5 分钟，同时按摩乳房，挤出少量乳汁使乳晕变软，便于婴儿含吮。先在损伤轻的一侧乳房哺乳，让乳头和大部分乳晕被婴儿含吮在口内。当婴儿停止吸吮，张口后，抽出乳头。喂哺结束后，挤出少许乳汁涂在乳头和乳晕上，短暂暴露，有助于修复表皮。

## 四、临床思维要点

母乳喂养指导的临床思维要点在于充分评估产妇、新生儿以及母乳喂养的情况，及时发现在喂哺过程中存在的问题，给予有针对性、个性化的指导。在指导过程中，需注重沟通的方式和技巧，保持同理心，耐心倾听产妇的主诉，照顾其感受。

## 五、自我测试

🅔 自我测试 4-5-1

# 第五章 儿科护理技能的临床思维

## 第一节 婴儿沐浴

婴儿沐浴是清洁婴儿皮肤较好的护理方法,可促进血液循环,改善睡眠,增强抗病能力,促进神经系统发育。

### 一、学习目标

#### (一) 素养目标

(1) 能与婴儿及家长进行有效沟通,缓解焦虑情绪。

(2) 具有同理心,能从婴儿及其家庭的角度思考问题。

(3) 具有爱婴观念,关爱婴儿,减少对婴儿的创伤。

#### (二) 知识目标

(1) 能正确描述婴儿沐浴的好处。

(2) 能正确阐述婴儿沐浴的目的。

(3) 能正确阐述婴儿沐浴的顺序。

(4) 能准确阐述脐部护理和臀部护理的要点。

#### (三) 技能目标

(1) 能结合操作方案与婴儿情况,正确选择沐浴时机。

(2) 能结合操作方案与婴儿情况,正确评估婴儿全身皮肤。

(3) 能结合操作方案与婴儿情况,正确实施脐部护理。

(4) 能准确测量婴儿体重。

### 二、操作流程概述

#### (一) 目的

(1) 保持婴儿皮肤清洁、舒适,协助皮肤排泄,促进血液循环。常用于足月分娩新生儿及健康状况良好的婴儿。

(2) 有利于婴儿睡眠和生长发育,增强抗病能力。常用于足月分娩新生儿及健康状况良好的婴儿。

（3）物理降温，缓解发热的症状。常用于体温升高的婴儿。

（4）预防尿布皮炎和脐部感染。常用于足月分娩新生儿及健康状况良好的婴儿。

## （二）评估

1. **操作方案评估**　包括婴儿沐浴目的、沐浴流程、脐部护理等。若婴儿脐带尚未脱落，需保护脐带残端，用棉签蘸取75％酒精溶液或碘伏消毒脐部，保持干燥；若脐带残端已结痂，应保持局部干燥，尤其注意脐窝部。

2. **婴儿评估**　包括婴儿的出生情况、喂养状况、身体状况，具体涉及生命体征、大小便、脐带残端及周围皮肤、臀部皮肤等。同时还需评估婴儿家长是否了解沐浴的目的、方法、注意事项及配合要点。

3. **全身皮肤评估**　检查全身皮肤完整性，查看是否有皮疹、破溃等，尤其是皮肤皱褶处，如颈部、腋窝、腹股沟、臀部及脐周。观察脐周有无出血、渗液及分泌物周围皮肤有无红肿，脐带残端是否脱落等；观察臀部肛周是否有皮疹、红肿、破溃等。

## （三）计划

1. **环境准备**　关闭门窗，调节室温至26～28℃。

2. **婴儿准备**　婴儿沐浴在喂乳前或喂乳后1～2小时进行，防止呕吐或溢乳。

3. **护士准备**　着装规范，修剪指甲（短而钝），洗手，戴口罩。

4. **用物准备**　①包括浴盆、水温计、热水、婴儿沐浴露、小面巾。②便于操作的平整处置台：大毛巾、浴巾、衣服、尿不湿、脐带贴、婴儿润肤露、护臀霜、弯盘、75％酒精溶液或碘伏溶液、爽身粉、小剪刀、棉签、包被、磅秤。

## （四）实施

@ 图5-1-1　婴儿沐浴操作流程图

## （五）评价

@ 图5-1-2　婴儿沐浴操作评价表

## 三、案例详情与思维解析

### （一）案例一

张宝宝，女，生后第2天，第2胎第1产，胎龄39⁺周，自然分娩。出生体重3 200 g，Apgar评分10分。体格检查：体温36.3℃，脉搏130次/分，呼吸42次/分。身长50 cm，头围32 cm。分娩后母婴同室，母乳喂养，胎粪已排，大、小便正常，皮肤黏膜稍黄染，脐带残端干燥未脱落，脐周无红肿，四肢活动好。医嘱给予婴儿沐浴，每天1次。今晨，母乳喂养后30分钟，责任护士对家长进行解释，家长表示冬天天气寒冷，担心沐浴会引起宝宝着凉，对于沐浴的具体方法不是很清楚，担心沐浴过程中对婴儿造成损伤。在此情形下，请完成婴儿沐浴。

1. **操作任务** 遵医嘱予以婴儿沐浴,每天1次。
2. **思维解析**

1) 操作方案评估 婴儿是足月正常分娩的新生儿,一般情况良好,生命体征平稳,皮肤无破溃,脐带残端干燥未脱落,脐周无红肿,大小便正常,臀部皮肤正常,可以正常进行婴儿沐浴操作。

2) 婴儿及家长评估 婴儿一切情况正常,可以进行沐浴。目前婴儿在母乳喂养后30分钟,为了避免呕吐和溢乳,需等到喂奶后1小时方可进行沐浴。脐带残端未脱落,需密切观察脐部有无渗血、分泌物等,使用75%酒精溶液棉签擦拭,并保持干燥。家长对婴儿沐浴的目的和流程相关知识了解较少,表现出一定的担忧,应详细了解家长的担忧和顾虑,给予恰当的解释。在身体状况允许的前提下,邀请家长观摩婴儿沐浴的过程,鼓励其参与,并指导家长学会回家后独立为婴儿进行沐浴。

3) 健康教育 着重强调沐浴时须温度适宜(室温26~28℃,水温38~42℃),避免婴儿着凉或烫伤;脐带未脱落前,勿强行剥脱;沐浴时注意观察婴儿的皮肤和全身情况,如有异常,应及时处理;婴儿前囟部位的皮脂结痂不可用力清洗,可先涂液体石蜡浸润后再予以清洗。

### (二)案例二

> 患儿,男,出生后第12天,第1胎第1产,孕40周剖宫产分娩。出生体重3800g,Apgar评分10分。生后3天出现胸部皮肤、巩膜黄染,考虑生理性黄疸,未给予特殊处理。2天前因脐带有黄绿色分泌物,黄疸未见好转,遂收治入院。查体:体温36.5℃,脉搏126次/分,呼吸40次/分;身长52cm,头围33cm。患儿全身皮肤和巩膜黄染,脐带残端未脱落,脐周皮肤发红,有少量黄色分泌物。患儿母乳喂养,大小便正常,意识清,四肢活动化。实验室检查:血清胆红素274μmol/L。入院诊断:新生儿脐炎、新生儿黄疸。医嘱:双面蓝光照射治疗8小时。按照新生儿常规护理,请为患儿进行沐浴。

1. **操作任务** 遵医嘱为患儿进行双面蓝光照射治疗,治疗前予以婴儿沐浴。
2. **思维解析**

1) 治疗方案评估 患儿目前需接受双面蓝光照射治疗。为了提高治疗效果及患儿的舒适度,治疗前护士需为患儿进行沐浴,清洁皮肤。蓝光照射治疗容易引起患儿皮肤干燥、皮疹、瘙痒。因此,在沐浴前需全面评估患儿皮肤状况,检查有无皮疹、红肿、抓痕等情况。沐浴后,勿涂抹任何润肤油、爽身粉等,以免影响照射治疗的效果。为了防止照射过程中患儿抓伤皮肤,沐浴后需检查并剪短其指甲,防止受伤。

2) 患儿评估 患儿出生时一切正常,生后10天出现黄疸不退反而加重的表现(全身皮肤和巩膜黄染,血清胆红素274μmol/L),脐部感染(脐带残端未脱落脐周皮肤发红,有少量黄色分泌物),这些情况均提示患儿出现了病理性黄疸和脐炎。在沐浴过程中,应密切观察患儿的精神状态和意识。沐浴后,应对脐部进行消毒和护理,确保脐部清洁干燥。

3）用物准备　根据以上评估,除婴儿沐浴常规用物外,应准备3%过氧化氢(双氧水),用于清除脐部分泌物。

4）脐部护理　脐周先用3%过氧化氢棉签擦拭,再用0.2%~0.5%碘伏棉签擦拭。从脐带根部开始由内向外呈环形彻底清洗消毒,消毒范围直径约5 cm。保持局部干燥,每天2~3次。

5）健康教育　严格执行核对制度。沐浴前评估患儿生命体征及意识状态,确认生命体征平稳、意识状态正常后,方可进行沐浴。沐浴时不使用沐浴液或肥皂,沐浴后不可涂抹润肤油和爽身粉。脐部护理严格无菌操作。操作过程中密切观察患儿,若出现哭闹不止、呕吐、意识不清、惊厥等情况,立即停止操作,并呼叫医生给予救治。

## 四、临床思维要点

婴儿沐浴的临床思维要点在于将操作与婴儿的情况相结合进行思考。充分评估操作方案,根据操作方案进行用物选择与准备。在实施沐浴过程中,根据婴儿/患儿的情况,准确判断重点观察的项目和护理的环节。根据婴儿/患儿的实际情况,给予家长恰当的健康教育。

## 五、自我测试

🌐 自我测试 5-1-1

# 第二节　体　格　测　量

体格测量是对儿童的体重、身长(高)、头围等指标进行测量,必要时还需测量顶臀长、坐高、胸围等。其中,体重、身长和头围是婴幼儿期最重要的监测指标,定期测量这些指标,可了解儿童的体格生长和营养状况,早期发现生长偏离、营养不良、肥胖等异常情况,并及时进行干预;指导家长做好科学育儿和疾病预防,促进儿童健康成长。

## 一、学习目标

### (一) 素养目标

(1) 能与儿童及家长进行有效沟通,缓解焦虑情绪。

(2) 具有同理心,能从儿童及其家庭的角度思考问题。

(3) 具有爱婴观念,关爱婴儿、避免对儿童的创伤。

### (二) 知识目标

(1) 能正确描述定期体格测量的好处。

(2) 能正确阐述体格测量的目的。

(3) 能正确阐述不同年龄儿童体重、身长(高)、头围的正常值。

(4) 能准确阐述体格测量的要点。

### （三）技能目标

（1）能结合操作方案与儿童情况，正确选择体格测量时机。

（2）能结合操作方案与儿童情况，正确测量儿童体格生长的各项指标。

（3）能结合操作方案与儿童情况，正确评估儿童体格生长水平。

（4）能结合儿童体格生长情况给予相应健康指导。

## 二、操作流程概述

### （一）目的

（1）测量儿童体格生长各项指标，判断儿童体格生长水平。适用于所有处于生长发育阶段的儿童。

（2）为患病儿童临床计算药量、输液量提供依据。适用于患病的儿童，尤其是婴幼儿。

（3）识别儿童体格生长异常，并及时给予干预。适用于体格生长发育异常的儿童，例如营养不良、矮小症、超重、肥胖等。

（4）及时了解患病儿童体格生长水平，为后续治疗方案提供参考。适用于患有影响生长发育疾病（如先天性心脏病）或因长期使用可能影响生长发育的药物（激素类药物）的儿童。

### （二）评估

1. 操作方案评估　包括对体格测量目的、测量指标、测量流程、测量结果的评价等。儿童体格测量指标与年龄密切相关。其中，体重、身长（高）是儿童体格测量的重要指标，反映儿童营养状况和骨骼发育情况，属于常规测量指标。3 岁以内婴幼儿常规测量头围，能反映脑发育和颅骨生长。根据具体需求，酌情测量胸围、坐高等指标。

2. 儿童评估　包括儿童的出生情况、喂养状况、营养状况、疾病相关情况等，具体涉及出生体重、身长、头围、喂养史、疾病史等；同时，需评价儿童家长是否了解体格测量目的、指标、方法、各项指标的正常值，以及测量时间及配合要点。

3. 测量工具评估　根据儿童的年龄（月龄），选择恰当的测量工具。例如，3 岁以下婴幼儿采用测量床进行仰卧位身长测量，3 岁以上儿童则采用身高计进行立位测量。

### （三）计划

1. 环境准备　关闭门窗，室温调节至 22~24 ℃。

2. 儿童准备　脱去鞋、袜、帽、外衣，着单衣为宜。

3. 护士准备　着装规范，修剪指甲（短而钝），洗手，戴口罩。

4. 用物准备　体重秤、身长测量尺/立位测量计、软尺、纸尿裤、一次性治疗巾或清洁中单等。

### （四）实施

图 5-2-1　体格测量操作流程图

### （五）评价

图 5-2-2　体格测量操作评价表

### 三、案例详情与思维解析

#### （一）案例一

> 刘宝宝，女，生后 6 个月，第 2 胎第 1 产，胎龄 $40^{+3}$ 周，自然分娩。出生体重 3 200 g，身长 50 cm，Apgar 评分 10 分。出生后母乳喂养，吃奶、二便正常。按时到儿童保健门诊进行体检，3 月龄时体检结果为：体重 5 800 g，身长 59 cm，头围 38.0 cm，发育为中等水平。近日，刘妈妈带宝宝到公园晒太阳，与其他宝妈聊天后感觉刘宝宝与同龄宝宝相比吃奶量较少，个头也显得娇小。现距离 6 个月体检还有 1 周时间，刘妈妈有些担心和焦虑，今天早上 9 点带宝宝来到社区儿童保健门诊寻求帮助。

1. **操作任务**　为 6 个月的刘宝宝进行体格测量和评价（体重、身长、头围），并为刘妈妈进行健康指导。

2. **思维解析**

1）**操作方案评估**　刘宝宝是足月分娩的正常新生儿，出生后喂养及大小便情况皆正常。3 月龄时体格测量结果显示生长发育中等水平。鉴于刘宝宝即将满 6 月龄和刘妈妈的诉求，为其进行 6 个月的常规体检，包含体格测量和评价。

2）**婴儿及家长评估**　刘宝宝出生情况良好，生后喂养正常，按照常规进行出生后 6 个月的体检。家长反映宝宝吃奶量比同龄宝宝少，个头也相对娇小。需详细询问宝宝平时吃奶情况，包括次数、量、有无吐奶等情况；大便情况，包括大便次数、性状、量等；以及睡眠情况，如睡眠时长，尤其是夜间睡眠情况。同时了解婴儿有无疾病，是否补充维生素 D 等。根据评估结果结合测量结果进行综合分析。家长对婴儿的生长发育比较关注，由于缺乏体格生长指标正常值和评价的相关知识，表现出一定的担忧。应详细了解家长的担忧和顾虑，对其进行恰当的解释，鼓励家长参与测量过程，并对家长提出的问题（如吃奶量、次数等）进行详细解答。

3）**健康教育**　着重强调：测量体重时，需为婴儿更换干净尿不湿，尽量穿单衣。测量前先去皮，测量后减掉尿不湿的重量；测量身长时，需固定婴儿双膝，避免屈曲影响测量结果；测量头围时，需前过眉弓、后过枕骨粗隆绕头一圈的长度。所有测量值保留小数点后 1 位。

#### （二）案例二

> 丁小宝，男，15 个月，第 1 胎第 1 产，孕 $32^{+1}$ 周剖宫产分娩。出生体重 2 050 g，身长 46 cm，出生后 Apgar 评分 7 分，诊断为新生儿窒息，收入新生儿重症监护病房（neonatal intensive care unit，NICU）进行治疗。1 个月后，丁小宝情况平稳，吃奶、二便和体温正常，体重 2 550 g，准予出院。出院后，母乳喂养，在儿童保健门诊规律体检，体格生长处于中等水平。在 10 个月大时，在断奶过程中丁小宝表现出不喜配方奶，吃奶量明显减少，辅食摄入少。1 岁时体检时发现，与 9 个月大时的测量指标

相比,体重没有增长。经一系列检查后,诊断为"轻度营养不良"。医生对家长进行了健康指导,包含喂养、活动、睡眠等。现小宝 15 个月,家长遵医嘱带其到生长发育门诊进行复查,请为丁小宝进行体格生长测量和评价。

1. 操作任务　为患儿进行体格测量,并进行生长水平评价。

2. 思维解析

1) 治疗方案评估　丁小宝是早产儿,1 岁时出现轻度营养不良,主要由喂养不当引起。医生给予喂养等相关指导后 3 个月丁小宝来院复查。需测量体格生长指标,包含体重、身长、头围和腹部皮褶厚度,选择恰当的测量工具进行准确测量。将测量结果与相应生长标准进行比较,评估丁小宝 15 个月时的体格生长水平是否正常,与 1 岁时的测量指标进行纵向比较,评价其体格生长的动态变化,结合全面体格检查、实验室检查结果综合分析。

2) 患儿评估　丁小宝早产 8 周,因新生儿窒息住院治疗 1 个月,体重增长至正常体重(2 550 g)出院。1 岁前体格发育处于中等水平。由于断奶,丁小宝出现了喂养问题,2 个月体重没有变化,提示出现了营养不良,考虑由喂养不当引起。因此,对于丁小宝而言,合理喂养、按时复查、评价体格生长动态变化尤为重要。

3) 用物准备　根据以上评估,除体格测量常规用物外,应准备皮褶测量尺,用于测量腹部皮褶厚度,以判断营养不良的程度。

4) 体格生长评价　该婴儿是孕 $32^{+1}$ 周早产儿,对其进行生长水平评价时,需矫正胎龄至 40 周(足月)后再评价。一般情况下,体重至 24 月龄,身长至 40 月龄,头围至 18 月龄不再矫正。患儿目前 18 月龄,因此体重和身长都需要先矫正胎龄,再参照相应月龄儿童生长标准进行比较,以判断其体格生长水平。

5) 健康教育　采取规范的测量工具和正确的测量方法。选择合适的正常儿童体格生长标准参照值进行比较(建议根据情况选择 2006 年 WHO 发布的儿童生长标准或 2015 年中国 9 大城市儿童的体格发育数据制定的中国儿童生长参照值)。定期、连续地纵向观察,以了解儿童的生长趋势,不可单凭一次检查结果就草率下结论。早产儿体格生长评价应进行"矫正胎龄"处理,通常采用年龄/体重、年龄/身高、身高/体重等综合指标进行全面评价。

## 四、临床思维要点

体格测量的临床思维要点在于将操作与儿童的具体情况相结合进行思考,充分评估操作方案,根据操作方案进行用物选择与准备。在实施测量过程中,根据儿童的情况,判断重点观察项目和护理环节。根据儿童的实际情况,给予家长恰当的健康教育。

## 五、自我测试

自我测试 5－2－1

# 第三节　奶　瓶　喂　养

奶瓶喂养是婴儿人工喂养中最常见的方式,能够保证婴儿营养和水分的摄入,促进其生长发育。

## 一、学习目标

### (一) 素养目标

(1) 能与婴儿及家长进行有效沟通交流,具有慎独精神。

(2) 具有同理心,能从婴儿及其家庭的角度思考问题。

(3) 具有爱婴观念,关爱婴儿,避免对婴儿的创伤。

### (二) 知识目标

(1) 能正确阐述奶瓶喂养的目的。

(2) 能正确阐述奶瓶喂养的评估项目。

(3) 能正确阐述奶瓶喂养的注意事项。

### (三) 技能目标

(1) 能结合操作方案与婴儿情况,正确选择乳品、奶嘴和奶瓶。

(2) 能结合操作方案与婴儿情况,正确评估婴儿情况。

(3) 能结合操作方案与婴儿情况,正确实施奶瓶喂养。

## 二、操作流程概述

### (一) 目的

(1) 保证婴儿营养的摄入,促进其生长发育。适用于因各种原因无法进行母乳喂养,但吸吮和吞咽能力正常的婴幼儿。

(2) 保证婴儿水分的摄入。适用于人工喂养且吸吮和吞咽能力正常的婴幼儿。

### (二) 评估

1. 操作方案评估　包括奶瓶喂养目的、乳品和奶嘴的选择、奶量的计算、喂养的操作流程以及奶瓶清洗等。根据婴儿的胎龄、消化吸收情况、是否过敏等特点,医生开具适合婴儿的乳品。例如,早产儿需给予早产儿配方奶,蛋白过敏的婴儿给予深度水解配方奶,缺铁性贫血的婴儿给予高铁配方奶等。选择恰当的乳品,并严格按照配方奶粉的冲调说明进行配置。奶嘴孔形状和大小皆有不同,包括圆孔奶嘴(标准奶嘴)、十字形孔奶嘴和 Y 形孔奶嘴,应根据婴儿的月龄选择适宜的奶嘴。根据医嘱确定喂养的奶量,必要时根据体重和所需能量正确计算奶量。

2. 婴儿评估

评估婴儿的出生情况、喂养状况、身体状况,包括生命体征、口腔黏膜的完整性、吸吮能力、吞咽能力、腹部症状和体征、大小便等情况。同时，了解婴儿家长是否知晓奶瓶喂养的目的、方法、注意事项及配合要点。

3. 吃奶评估　观察婴儿近期吃奶的情况，包括吃奶过程中是否有呛咳、呕吐，吃奶后大便是否正常（大便异常如腹泻、便秘、黑便等），以及是否有腹胀、肠鸣音减弱等情况。观察婴儿是否出现皮疹等过敏反应。

### （三）计划

1. 环境准备　关闭门窗，调节室温至 26～28 ℃，保持环境安静整洁。
2. 婴儿准备　为婴儿更换干净的尿布。
3. 护士准备　着装规范、整洁，修剪指甲（短而钝），洗手，戴口罩。
4. 用物准备　配方奶、温水、清洁奶嘴、奶瓶、小毛巾、温奶器、椅子、脚凳、尿不湿、免洗消毒液、小毛毯。

### （四）实施

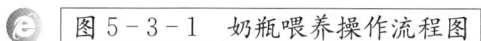

🌐　图 5 - 3 - 1　奶瓶喂养操作流程图

### （五）评价

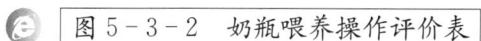

🌐　图 5 - 3 - 2　奶瓶喂养操作评价表

## 三、案例详情与思维解析

### （一）案例一

婴儿，女，生后第 2 天，第 1 胎第 1 产，胎龄 38 周，剖宫产分娩。生后 1 分钟 Apgar 评分 10 分。出生体重 3 450 g，身长 50 cm，头围 31 cm。体格检查：体温 36.2 ℃，脉搏 134 次/分，呼吸 46 次/分。分娩后母婴同室，因母亲患有乙型病毒性肝炎，新生儿采取人工喂养。新生儿已开始排出胎粪，大、小便正常，腹软，皮肤黏膜红润，原始反射可引出，四肢活动好，吸吮吞咽正常，营养状况良好。医嘱给予新生儿奶瓶喂养，每 3 小时 1 次。今晨到病房进行奶瓶喂养指导时，发现新手妈妈在偷偷哭泣。经询问，妈妈表示"宝宝吃不到母乳，感觉自己对不住孩子，非常内疚和难过。"在此情形下，请完成婴儿奶瓶喂养，并给予产妇指导。

1. 操作任务　遵医嘱予以奶瓶喂养，配方奶 40 ml，每 3 小时 1 次。
2. 思维解析

1) 操作方案评估　婴儿母亲是乙型病毒性肝炎患者，母婴垂直传播是该疾病的主要传播途径之一，尤其是通过母乳喂养。因此，该婴儿需采用人工喂养方式。该婴儿吸吮和吞咽功能正常，首选奶瓶喂养。结合婴儿胎龄足月，乳品选择普通配方奶，严格按照配方奶要求进行配置，确保浓度正确。配方奶的胃排空时间一般为 3～4 小时，因此足月儿的喂养时间间隔定为 3 小时。

2) 婴儿及家长评估　婴儿是足月分娩正常的新生儿，一般情况良好，吸吮和吞咽功能正常,生命体征平稳,原始反射可引出,胎粪开始排出,腹软,可以正常进行奶瓶喂养操作。喂奶过程中,需注意正确配置配方奶,奶液温度适宜,喂养姿势正确,避免呛奶。喂奶后正确拍嗝,采取右侧卧位,严格清洗消毒奶具。此外,需密切观察喂奶后婴儿的反应,避免溢乳和呛奶。家长对奶瓶喂养有所担忧,担心配方奶不如母乳对婴儿的健康更有益。医护人员应详细了解家长的担忧和顾虑,对其进行恰当的解释。必要时,结合科普宣传的形式对家长进行宣教和指导,鼓励母亲亲自为婴儿进行奶瓶喂养,以增加亲子感情的交流和互动,提升母亲的参与度。

3）健康教育　着重强调:喂养过程中婴儿呛奶的正确处理方法;根据婴儿的月龄选择适合的奶嘴和奶瓶;及时清洁和消毒奶具,有效预防婴儿发生口炎,尤其是鹅口疮;定期体检,包括体格检查(体重、身长、头围等),以便及时解决喂养过程中出现的问题。

### （二）案例二

患儿,男,新生儿,胎龄 34 周,第 2 胎第 2 产,Apgar 评分 8 - 9 - 10,出生体重 2 435 g。生后 10 分钟因呼吸困难,皮肤青紫收入新生儿监护室,诊断为新生儿呼吸窘迫综合征。入院后经温箱保暖、肺泡表面活性物质气管内滴入、无创辅助通气、抗感染、静脉营养支持等治疗后病情平稳,自主呼吸情况下经皮血氧饱和度 98% ～ 100%,9 天后病情好转,准备转入新生儿科。经尝试 5% 糖水喂养后,发现患儿能够正常吸吮、吞咽,未出现呛咳、呕吐等情况。医嘱给予早产儿配方奶 20 ml,奶瓶喂养,每 2 小时 1 次。今晨巡视病房时发现该患儿颊黏膜上有白色如凝块样附着物,检查后诊断为鹅口疮,医嘱口腔护理,每天 2 次。请为该患儿进行奶瓶喂养。

1. 操作任务　遵医嘱为患儿进行奶瓶喂养。

2. 思维解析

1）治疗方案评估　患儿以新生儿呼吸窘迫综合征入院,住院期间接受无创辅助通气,同时给予静脉营养支持,未进行肠内喂养。停止无创辅助通气后,患儿尝试经口喂养,由于该患儿系早产儿,故医嘱使用早产儿配方奶。目前患儿发生鹅口疮,根据医嘱需对患儿进行口腔护理,每天 2 次,并对奶具进行消毒。

2）患儿评估　目前患儿病情平稳,自主呼吸正常,吸吮和吞咽功能正常,可进行奶瓶喂养。考虑患儿的基础疾病,喂养过程中需检查奶嘴孔大小是否合适,避免过大或过小,密切观察患儿的情况,防止发生呛奶引起肺部感染。患儿入院 9 天后开始经口喂养,颊黏膜出现白色如凝块样附着物,提示发生了鹅口疮。因此,在喂奶间歇时需做好口腔清洁和涂抹药物。

3）用物准备　根据以上评估,除婴儿沐浴常规用物外,应准备制霉菌素鱼肝油、2% 和 5% 碳酸氢钠溶液,分别用于口腔黏膜擦拭、涂抹和浸泡奶具。

4）口腔护理　喂奶后 1 小时为患儿进行口腔清洁。采用棉签蘸取 2% 碳酸氢钠溶液轻轻擦拭白色斑块处的颊黏膜,待干后涂抹 10 万～20 万 IU/ml 制霉菌素鱼肝油混悬液。每天 2～3 次,直至白色斑块消失后数日,整个疗程 10～14 天。

5）奶具消毒　严格消毒奶具。奶瓶和奶嘴清洗干净后,需煮沸消毒,一般煮沸 10～

15分钟。必要时,可先用5%碳酸氢钠溶液浸泡半小时,再煮沸消毒,这有助于杀灭白假丝酵母菌。

6)健康教育 严格执行核对制度。在沐浴前,需评估患儿生命体征及意识状态,确保生命体征平稳、意识状态正常后,方可进行沐浴。沐浴时不使用沐浴液或肥皂,沐浴后不可涂抹润肤油和爽身粉。脐部护理严格无菌操作。操作过程中,需密切观察患儿,若出现哭闹不止、呕吐、意识不清、惊厥等情况,应立即停止操作,并呼叫医生给予救治。

### 四、临床思维要点

奶瓶喂养的临床思维要点在于将操作与婴儿的情况相结合进行思考,充分评估操作方案,根据操作方案进行用物选择与准备;在实施奶瓶喂养过程中,根据婴儿/患儿的情况,判断重点观察的项目和护理环节;根据婴儿/患儿的实际情况,给予家长恰当的健康教育。

### 五、自我测试

自我测试 5-3-1

# 第四节 温 箱 使 用 法

温箱是新生儿病房重要的基础设备。它能够严格控制温度和湿度,以科学的方法创造一个恒温、恒湿的环境,从而保持患儿体温恒定,提高早产儿和危重患儿的存活率。

### 一、学习目标

#### (一)素养目标

(1)能与婴儿及家长有效沟通,缓解焦虑情绪。

(2)具有同理心,能从婴儿及其家庭的角度思考问题。

(3)具有爱婴观念,关爱婴儿,减少婴儿的创伤。

#### (二)知识目标

(1)能正确描述温箱使用法的目的。

(2)能正确阐述入温箱条件和出温箱的条件。

(3)能正确阐述温箱的设置。

(4)能准确阐述不同体重早产儿适中温箱温度。

#### (三)技能目标

(1)能结合操作方案与患儿情况,正确选择合适的温箱。

(2)能结合操作方案与患儿情况,正确设置温箱的温度。

(3)能结合操作方案与婴儿情况,正确评估患儿体温、温箱备用状态。

(4)能准确测量患儿体温。

## 二、操作流程概述

### (一) 目的

（1）为患儿创建一个温度、湿度适宜的环境，保持患儿体温恒定。适用于硬肿症、低体温患儿。

（2）提高早产儿成活率。适用于早产儿、高危儿等。

### (二) 评估

1. **操作方案评估**　包括温箱使用的目的、操作流程、中性温度的设置等。其中，温箱温度的设置非常关键。患儿若为早产儿，需根据其出生体重和出生日龄选择合适的温箱温度，并根据日龄的变化正确设置温箱温度；患儿若为新生儿硬肿症，因体温低于正常，应根据医嘱正确设置温箱温度。

2. **患儿评估**　评估患儿的出生情况（胎龄、分娩史、出生体重）、日龄、疾病情况、身体状况，具体包括生命体征（尤其是体温）、体重、大小便、全身皮肤情况等；同时评估患儿家长是否了解温箱使用的目的、方法及注意事项。

3. **温箱使用状态评估**　包括检查温箱是否处于备用状态，电源插头是否与病房内的插座吻合；观察温箱的摆放位置，应避开阳光直射、有对流风及取暖设备附近，以免影响箱内温度的控制；检查温箱消毒时间，每周更换温箱 1 次，并进行终末清洁和消毒。

### (三) 计划

1. **环境准备**　环境安静、整洁、安全，调节室温至 26～28 ℃。
2. **患儿准备**　患儿穿单衣，裹尿布。
3. **护士准备**　着装规范，修剪指甲（短而钝），洗手，戴口罩。
4. **用物准备**　温箱、蒸馏水、皮肤温度探头、温、湿度计、床单，必要时备移动电源插座。

### (四) 实施

图 5-4-1　温箱使用法操作流程图

### (五) 评价

图 5-4-2　温箱使用法操作评价表

## 三、案例详情与思维解析

### (一) 案例一

> 患儿，男，生后 2 小时，第 1 胎第 1 产，胎龄 $34^{+3}$ 周，剖宫产。出生体重 2 310 g，Apgar 评分 9-10-10 分。体格检查：体温 35.8 ℃，脉搏 128 次/分，呼吸 48 次/分。反应良好，面色红润，口唇及唇周无发绀，呼吸稍促，四肢肌张力正常，腹软，脐带残端已结扎，无渗血渗液。入院诊断：早产儿（适于胎龄儿），低出生体重儿。出生后 2

小时收入 NICU,医嘱给予温箱保暖、心电监护、静脉输液等处理。请为该患儿进行温箱保暖。

1. 操作任务　遵医嘱给予患儿温箱保暖,箱温为中性温度,湿度 60%。

2. 思维解析

1) 操作方案评估　患儿是早产儿,低出生体重,体温低于正常,一般情况良好,需使用温箱进行保暖。准备已消毒的温箱,患儿出生体重 2310 g,生后 2 小时,中性温度为 34 ℃,按照正确的流程设置箱温温度并进行预热。

2) 患儿评估　患儿体温 35.8 ℃。待温箱预热完成后,患儿可穿单衣、包裹尿布入温箱。记录箱温度和湿度,喂奶、更换尿布、清洁皮肤、病情观察、静脉输液等护理操作尽量在箱内集中进行,尽可能少打开箱门,避免箱内温度波动。若因病情需要出箱时注意保暖。定时监测婴儿体温,在体温未恢复到正常值前,每小时测量 1 次;体温升至正常后,每 4 小时测量 1 次,并维持体温在 36～37 ℃。保持温箱清洁,每天清洁温箱并更换蒸馏水。对于长期使用温箱的患儿,每周更换温箱,并进行终末清洁和消毒。

3) 健康教育　着重强调温箱的性能、摆放的位置,避开阳光直射、有对流风及取暖设备附近,以免影响箱内温度的控制;保持温箱门关闭,防止患儿坠床;严禁骤然提高或降低温箱的温度;当患儿病情稳定、体温正常且符合出箱标准时,需遵医嘱安排出箱。

（二）案例二

患儿,女,生后 3 天,第 1 胎第 1 产,孕 33 周,因母亲胎膜早破 5 小时剖宫产娩出。出生体重 2060 g,Apgar 评分 9 - 10 - 10 分。生后 6 小时,出现呻吟呼吸,三凹征阳性,双肺呼吸音弱,经皮血氧饱和度 83%,诊断为新生儿呼吸窘迫综合征。予以经鼻持续气道正压通气及牛肺表面活性物质制剂气管内滴入治疗,2 天后呼吸困难缓解,经皮血氧饱和度 92%。第 3 天患儿出现双下肢、臀部、面部皮肤硬肿,精神反应差,吸吮和吞咽功能差,肛温 29.3 ℃,脉搏 136 次/分,呼吸 50 次/分。实验室检查:白细胞计数 $13.2×10^9$/L,中性粒细胞占比 66%,C 反应蛋白 95 mg/L,血培养绿脓杆菌阳性。诊断为新生儿败血症、新生儿硬肿症。给予抗感染、保暖、鼻饲喂养等支持治疗。请为该患儿准备温箱进行复温。

1. 操作任务　遵医嘱为患儿使用温箱进行复温。

2. 思维解析

1) 治疗方案评估　患儿由于早产缺乏肺泡表面活性物质,导致呼吸窘迫综合征。经过 2 天的辅助通气和肺泡表面活性物质替代疗法后,缺氧症状明显改善。然而,患儿随后发生了细菌感染引起败血症,继而出现体温下降、皮肤硬肿等表现。目前需抗感染、复温等治疗。鉴于患儿肛温 29.3 ℃(<30 ℃),属于重度硬肿症,应置于比体温高 1～2 ℃的温箱中,每小时提高 1 ℃箱温,箱温不得超过 34 ℃,在 12～24 小时内恢复正常体温。同时,

采用抗生素静脉给药进行抗感染治疗。

2）患儿评估　患儿在早产、缺氧、感染的基础上发生硬肿症，肛温 29.3 ℃（＜30 ℃），双下肢、臀部、面部皮肤硬肿（硬肿范围＞50％），精神反应差，这些情况均提示患儿属于重度硬肿症。需严格按照医嘱使用温箱进行复温，复温过程应循序渐进，逐步复温。

3）用物准备　根据以上评估，除温箱使用的常规用物外，应准备静脉输液、鼻饲喂养等相关物品。

4）皮肤护理　患儿下肢和臀部皮肤发硬、水肿，应尽量避免肌内注射，防止皮肤破损引起感染。保持床单位清洁、干燥、平整，定时翻身，加强皮肤护理。

5）健康教育　患儿复温的原则是逐渐复温、循序渐进。密切观察患儿生命体征及意识状态，尤其是体温、呼吸、硬肿范围及程度，警惕肺出血等并发症的发生。若患儿出现面色青灰、呼吸增快、肺部湿啰音增多，则提示肺出血，需及时呼叫医生给予救治。根据患儿吸吮和吞咽功能，选择恰当的喂养方式，保证能量供应。

## 四、临床思维要点

温箱使用法的临床思维要点在于将操作与婴儿的情况相结合进行思考，充分评估操作方案，根据操作方案进行温箱温度、湿度的设置和准备；在温箱使用过程中，根据婴儿/患儿的情况，判断重点观察的项目和护理的环节；根据婴儿/患儿的实际情况，给予家长恰当的健康教育。

## 五、自我测试

　自我测试 5 - 4 - 1

# 第五节　光照疗法

光照疗法又称光疗，是一种降低血清未结合胆红素的简便易行的方法。其原理是利用一定波长的光线，将新生儿血液中脂溶性的未结合胆红素转化为水溶性异构体，使其易于通过胆汁和尿液中排出体外，从而降低胆红素水平。其中以波长 450 nm 的蓝光最为有效，双面光优于单面光疗。光疗按照照射时间可分为连续光疗和间断光疗。

## 一、学习目标

### （一）素养目标

（1）能与婴儿及家长有效沟通，缓解焦虑情绪。

（2）具有同理心，能从婴儿及其家庭的角度思考问题。

（3）具有爱婴观念，关爱婴儿，减少婴儿的创伤。

## （二）知识目标

（1）能正确描述光照疗法的原理。

（2）能正确描述光照疗法的目的。

（3）能正确阐述光照疗法的不良反应。

（4）能准确阐述光照疗法的护理要点。

## （三）技能目标

（1）能结合操作方案与患儿情况，正确设置光疗箱/光疗仪。

（2）能结合操作方案与患儿情况，正确评估患儿体温、光疗箱/光疗仪备用状态。

（3）能结合操作方案与婴儿情况，做好患儿光照治疗前的准备。

（4）能全面观察并及时识别光照疗法的不良反应。

# 二、操作流程概述

## （一）目的

治疗新生儿高胆红素血症，降低血清胆红素浓度。常用于新生儿黄疸，尤其病理性黄疸。

## （二）评估

1. 操作方案评估　包括光照疗法的目的、操作流程以及光疗前、中、后的护理要点等。光照疗法分为单面和双面光疗，按照照射时间可分为连续光疗和间断光疗。对于黄疸较重的患儿，一般照射时间较长，但以不超过 4 天为宜。医生根据患儿的血清胆红素测量值、全身表现等情况，确定光照疗法的方式和时间。

2. 患儿评估　包括患儿的出生情况（胎龄、分娩史、出生体重）、日龄、疾病诊断、胆红素检查结果以及身体状况，如生命体征、大小便情况、全身皮肤黄染程度等；评估患儿家长是否了解光照疗法的目的、方法、注意事项及配合要点。

3. 光照设备评估　包括光疗箱/光疗仪是否处于备用状态，电源插头是否与病房内的插座吻合；检查光疗箱/光疗仪灯管使用时长，累计使用 1 000 小时必须更换；检查光疗箱的消毒时间，每周更换 1 次，并进行终末清洁和消毒。

## （三）计划

1. 环境准备　调节室温至 26～28 ℃，环境安静、整洁、安全。

2. 患儿准备　清洁皮肤，剪短指甲。

3. 护士准备　着装规范，修剪指甲（短而钝），洗手，戴口罩。

4. 用物准备　遮光眼罩、尿布、袜子、手套、护目眼镜、光疗箱/光疗仪、体温计。

## （四）实施

🔵 　图 5-5-1　光照疗法操作流程图

## （五）评价

🔵 　图 5-5-2　光照疗法操作评价表

### 三、案例详情与思维解析

#### (一)案例一

患儿,女,生后第5天,第1胎第1产,胎龄 $38^{+4}$ 周,剖宫产分娩,出生史无异常。出生体重 3 250 g,Apgar 评分 10 分。患儿生后第3天颜面部和巩膜出现黄染,予以口服"双歧杆菌三联活菌散"治疗,效果欠佳。随后患儿全身皮肤黄染加重,于生后第5天入住 NICU。体格检查:体温 36.5 ℃,脉搏 132 次/分,呼吸 44 次/分。实验室检查:经皮胆红素值 160.7 μmol/L,血清胆红素 157.3 μmol/L。患儿母乳喂养,吃奶尚可,二便正常,颜面部、巩膜、胸腹部皮肤黄染,脐带残端干燥未脱落,脐周无红肿,四肢活动好。诊断为新生儿黄疸,医嘱给予光照疗法(双面)8 小时。家长担心光照可能对患儿造成伤害。在此情形下,请为患儿完成光照疗法。

1. 操作任务　遵医嘱予以光照疗法(双面)8 小时。
2. 思维解析

1)操作方案评估　患儿是足月分娩正常的新生儿,一般情况良好,吃奶、二便正常,颜面部、巩膜、胸腹部皮肤黄染,可以正常进行光照疗法的操作。

2)婴儿及家长评估　患儿颜面部、巩膜、胸腹部皮肤黄染,血清胆红素 301.2 μmol/L,符合光照疗法的指征,可以进行光照疗法。在光照疗法前,需保持患儿皮肤清洁,避免涂抹润肤油或爽身粉等,以免影响光照疗法的效果;光照过程中,注意遮盖患儿的眼睛、会阴部,需按时喂养、更换尿布,密切观察患儿的精神状态、皮肤黄染的部位以及经皮胆红素值的变化等。家长对光照疗法的目的和流程相关知识相对缺乏,表现出担心。应进一步评估家长对疾病和治疗方案的了解程度,以及其具体的担忧和顾虑,并进行恰当的解释。可以通过展示照片、科普动画、公众号等资料,帮助家长全面了解光照疗法和患儿的病情。

3)健康教育　着重强调每2小时为患儿翻身1次,加强巡视,俯卧位时防止窒息。光照时需遮盖眼睛和会阴部,避免光照造成损伤;按需调整喂养方式,采取少量多次喂养,保证奶量摄入;密切观察患儿生命体征和精神状态,发现异常及时告知医生;严格执行消毒隔离,避免交叉感染。

#### (二)案例二

患儿,男,生后第2天,第1胎第1产,孕 $39^{+2}$ 周剖宫产分娩。出生体重 3 625 g,Apgar 评分 10 分。患儿因面色黄染、吃奶不佳收入 NICU。体格检查:体温 36.8 ℃,脉搏 124 次/分,呼吸 46 次/分。患儿前囟平软、颈软,双肺呼吸音略粗,心律齐,四肢肌张力尚可,意识清,胸腹部、面部皮肤和巩膜黄染,脐带残端未脱落,无分泌物,脐周皮肤正常。实验室检查:血型 A 型 Rh 阳性,经皮胆红素测定 210.7 μmol/L,血清总胆红素 222.3 μmol/L,血清非结合胆红素 200.3 μmol/L。母亲血型 O 型 Rh 阳性,入院诊断:新生儿黄疸(ABO 血型不合)。为了降低血清胆红素浓度,预防并发症的发生,遵医嘱予以光照疗法。患儿家长坐立不安,担心患儿病情和预后不良。

1. 操作任务　遵医嘱为患儿进行光照疗法。

2. 思维解析

1) 治疗方案评估　患儿目前需进行光照疗法,以有效降低血清胆红素的浓度。在照射治疗前,做好光疗仪/箱的准备(温度、灯管的有效性等)以及患儿的准备(皮肤清洁、修剪指甲、戴遮光眼罩、遮光尿不湿等)。光照疗法容易引起患儿皮肤干燥、皮疹、瘙痒,因此要注意保护,避免抓伤。此外,光照疗法会引起不显性失水增加,因此在光照过程中,静脉输液等治疗应正常进行,合理安排补液计划,按时喂养、更换尿布,评估大小便的次数、量及性质。光照疗法可能会引起发热、腹泻、青铜症等并发症,需密切监测患儿的生命体征,尤其是体温;准确记录箱温、生命体征、精神反应、皮肤颜色及完整性、喂养和大小便情况,四肢肌张力变化及黄疸程度等。光照疗法对视网膜有一定的损伤,需用遮光布遮盖光疗仪/箱,护理人员需佩戴墨镜,减轻光照对其他患儿和护理人员的影响。

2) 患儿评估　患儿系足月分娩的正常新生儿,出生时一切正常,生后第 2 天出现胸腹部、面部皮肤和巩膜黄染、吃奶不佳,血清胆红素升高,尤其是非结合胆红素达到 $155.3\,\mu\mathrm{mol/L}$。患儿血型为 A 型 Rh 阳性,其母亲血型为 O 型 Rh 阳性,提示患儿出现了新生儿黄疸(病理性),且由 ABO 血型不合溶血引起。在光照疗法过程中,需密切观察患儿的生命体征、意识和精神状态。若患儿出现嗜睡、拒食、肌张力减弱等胆红素脑病的早期表现,需立刻通知医生,做好抢救的准备。

3) 用物准备　根据以上评估,除光照疗法常规用物外,应做好换血疗法的物品准备。

4) 健康教育　严格执行核对制度。光照前评估患儿生命体征、意识状态、全身皮肤情况,只能在生命体征平稳、意识状态正常且皮肤完整的情况下,才可进行光照疗法。在光疗过程中,进行喂奶、更换尿布、翻身、静脉输液等操作时,需暂时关闭光疗开关,操作完成后再次打开,并记录光照时间。操作过程中密切观察患儿,若出现发热、皮肤颜色加深、意识改变等情况,应立即停止操作,呼叫医生给予救治。

## 四、临床思维要点

光照疗法的临床思维要点在于将操作与患儿的情况相结合进行思考,充分评估操作方案,根据操作方案进行用物选择与准备。在实施光照疗法过程中,根据患儿的情况,准确判断重点观察的项目和护理的环节。根据患儿的实际情况,给予家长恰当的健康教育。

## 五、自我测试

自我测试 5-5-1

# 第六节　婴　儿　抚　触

　　婴儿抚触是一种通过按摩婴儿身体各部位来促进其健康成长的护理方法。这种护理方式有助于促进婴儿与父母之间的情感交流,促进神经系统发育,提高免疫力,加快食物的消化和吸收,减少婴儿的哭闹,并增加其睡眠时间。

## 一、学习目标

### (一) 素养目标

(1) 能与婴儿及家长有效沟通,缓解不良情绪。

(2) 具备同理心,充分理解并关注儿童及其家庭的需求和感受。

(3) 具有爱婴理念,关爱婴儿。

### (二) 知识目标

(1) 能正确阐述婴儿抚触的优点。

(2) 能正确阐述婴儿抚触的目的。

(3) 能正确阐述婴儿抚触的顺序。

(4) 能准确阐述婴儿抚触的注意事项。

### (三) 技能目标

(1) 能结合操作方案与婴儿情况,正确选择抚触时机。

(2) 能结合操作方案与婴儿情况,正确评估婴儿身体情况。

(3) 能结合操作方案与婴儿情况,正确实施抚触。

## 二、操作流程概述

### (一) 目的

(1) 促进婴儿与父母的情感交流,常用于健康状况良好的婴儿。

(2) 促进婴儿神经系统的发育,常用于健康状况良好的婴儿。

(3) 加快婴儿食物的消化和吸收,常用于健康状况良好的婴儿。

(4) 有利于婴儿睡眠和生长发育、增强免疫力,常用于健康状况良好的婴儿。

### (二) 评估

　　1. 操作方案评估　包括婴儿抚触目的、时间和流程等。对抚触时间的选择进行评估,确保其在合适的时段进行,以免对婴儿造成不适或干扰其正常作息。对抚触流程的合理性进行评估,确保每个步骤都符合护理标准,并能够有效促进婴儿的发育和健康。

　　2. 婴儿评估　包括婴儿的出生情况、喂养状况和身体状况。观察生命体征,如心率、呼吸、体温等,并检查大小便情况。此外,还需了解婴儿家长对抚触的目的、方法和注意事项的了解程度。

3. 全身皮肤评估　检查全身皮肤完整性,观察是否有皮疹、破溃等,尤其是皮肤皱褶处,如颈部、腋窝、腹股沟及臀部。

### (三) 计划

1. 环境准备　病室安静整洁,关闭门窗,调节室温至 26～28℃。
2. 婴儿准备　避免在饥饿和进食后 1 小时内进行,最好在婴儿沐浴后进行。
3. 护士准备　着装规范,修剪指甲(短而钝),洗手,戴口罩。
4. 用物准备　①大毛巾、温度计、润肤油、婴儿尿布及衣服、包被。②便于操作的柔软平整台面:台面上放置大毛巾、温度计、润肤油、婴儿尿布及衣服、包被。

### (四) 实施

图 5-6-1　婴儿抚触操作流程图

### (五) 评价

图 5-6-2　婴儿抚触操作评价表

## 三、案例详情与思维解析

### (一) 案例一

林豆豆,女,生后第 1 天,第 1 胎第 1 产,胎龄 39$^{+1}$ 周,自然分娩。出生体重 2950 g,Apgar 评分 9 分。体格检查:体温 36.2℃,脉搏 134 次/分,呼吸 41 次/分,身长 50.5 cm,头围 32 cm。分娩后母婴同室,母乳喂养,胎粪已排,大小便正常,皮肤正常,脐带残端干燥未脱落,脐周少量血性渗液,无红肿,四肢活动良好。医嘱给予婴儿抚触,每天 1 次。今晨,母乳喂养后 60 分钟,责任护士对家长进行操作前解释,家长表示冬天天气寒冷,担心抚触会导致宝宝着凉,对于抚触的具体方法不是很清楚,也担心抚触过程中对婴儿脐部造成损伤。在此情形下,请完成婴儿抚触。

1. 操作任务　遵医嘱予以婴儿抚触,每天 1 次。
2. 思维解析

1) 操作方案评估　该婴儿是足月分娩正常的新生儿,生命体征平稳,皮肤完整,大小便正常,可以正常进行婴儿抚触操作。

2) 婴儿及家长评估　婴儿一般情况良好,目前母乳喂养后 60 分钟,时间较为适宜,可以进行抚触操作。家长缺乏婴儿抚触的相关知识,表现出担忧的情绪。应进一步了解家长的担忧和顾虑,对其进行恰当的解释,在身体状况允许的前提下,邀请家长观摩婴儿抚触的过程,鼓励家长参与,并指导家长学会回家后独立为婴儿进行抚触。

3) 健康教育　着重强调:抚触的适宜室温为 26～28℃。避免在婴儿饥饿和进食后 1 小时内进行抚触,最好在婴儿沐浴后进行。抚触总时间为 10～15 分钟。抚触时用力应适当,不宜过轻或过重。在抚触过程中,需密切关注婴儿反应,若婴儿出现哭闹、肌张力增高、兴奋性增强、皮肤颜色改变等情况,应暂停抚触;若以上反应持续 1 分钟以上,也应停止抚触。

### (二)案例二

患儿,男,生后第 10 天,第 2 胎第 2 产,孕 39$^{+1}$ 周剖宫产分娩。出生体重 3 800 g,Apgar 评分 10 分。生后第 3 天开始出现胸部皮肤黄染,现黄疸逐渐加重,门诊拟"新生儿黄疸"收治入院。体格检查:体温 36.3 ℃,脉搏 125 次/分,呼吸 41 次/分,身长 52 cm,头围 33 cm。患儿意识清楚,反应尚可,全身皮肤和巩膜黄染,脐带残端已脱落且无渗血渗液,腹胀,大小便正常,四肢活动可。实验室检查:血清胆红素 290 μmol/L。入院诊断:新生儿黄疸。医嘱双面蓝光照射每天治疗 8 小时,每天抚触 1 次。请为该患儿进行抚触。

1. **操作任务** 遵医嘱为患儿进行双面蓝光照射治疗,治疗后予以患儿抚触。

2. **思维解析**

1)治疗方案评估 目前患儿需接受双面蓝光照射治疗。为加强治疗效果并提升患儿舒适度,治疗结束后,护士应进行抚触操作。蓝光照射治疗可能引发患儿肤干燥、皮疹、瘙痒等现象,因此在抚触前,需全面评估患儿皮肤状况,检查是否存在皮疹、红肿、抓痕等症状。

2)患儿评估 患儿现已出生 10 天,黄疸症状并未减轻,反而有所加剧(全身皮肤与巩膜呈黄色,血清胆红素浓度达到 290 μmol/L),这表明是病理性黄疸。在抚触过程中,需密切关注患儿的精神状态与意识。

3)健康教育 严格执行核对制度。抚触前评估患儿生命体征及意识状态,确保其生命体征平稳、意识状态正常后方可进行抚触。抚触过程中密切观察患儿,若出现哭闹不止、呕吐、意识不清、惊厥等情况,应立即停止操作,呼叫医生给予救治。

### 四、临床思维要点

婴儿抚触的临床思维要点应与婴儿个体状况相结合。需全面评估抚触实施的可行性,包括婴儿的身体状况是否适合,抚触的时机是否恰当等。在实施抚触过程中,要根据婴儿的具体情况,判断需重点关注的内容,并根据婴儿的实际需求,给予家长适当的健康教育指导。

### 五、自我测试

自我测试 5-6-1

# 第六章 急危重症护理技能的临床思维

## 第一节 人工气道护理

人工气道是指运用各种辅助设备及特殊技术在生理气道与空气或其他气源之间建立的有效连接,以保证气道通畅并维持有效通气。建立人工气道后,应尽可能地做好人工气道的护理,减少并发症的发生,从而改善患者的预后。

### 一、学习目标

#### (一) 素养目标

(1) 教会患者及家属用非语言方式沟通交流,缓解患者的焦虑和恐惧情绪。

(2) 具有同理心,能从患者和家属角度思考并解决问题。

(3) 具有爱伤观念,减少患者的损伤和并发症的发生。

#### (二) 知识目标

(1) 能正确描述人工气道的定义。

(2) 能正确阐述人工气道护理的要点。

(3) 能正确说出人工气道内吸引的指征。

(4) 能准确说出人工气道湿化和气囊管理要点。

#### (三) 技能目标

(1) 能根据患者人工气道的类型,做好管路的固定及口腔护理。

(2) 能结合患者病情与人工气道的类型,正确做好分泌物的吸引。

(3) 能结合治疗方案做好患者气管切开的护理。

### 二、操作流程概述

#### (一) 目的

(1) 维持患者呼吸道的持续通畅。通过清除呼吸道分泌物、合理湿化等措施,维持人工气道患者呼吸道的通畅。

(2) 保证肺通气和换气,改善缺氧状况。适用于气管插管和气管切开使用机械通气的患者。

（3）保护气道、预防误吸。对于无自主呼吸和咳嗽反射的患者，在气管插管和气管切开后，应维持气囊一定的压力，防止误吸。

（4）预防呼吸机相关性肺炎的发生。对于人工气道建立后使用呼吸机的患者，应做好人工气道的护理，预防呼吸机相关性肺炎的发生。

### （二）评估

1. **操作方案评估** 评估人工气道建立的目的及类型。若为非确定性人工气道，如口咽、鼻咽通气道或喉罩等，主要适用于上呼吸道梗阻的患者，或短时手术及困难插管的患者。导管置入后，应及时做好导管的固定，加强气道湿化，及时清除分泌物，保持呼吸道通畅。若为确定性人工气道，如气管插管和气管切开患者，可根据患者的病情、年龄等，观察导管的型号、置入深度、固定情况和气囊压力，以及气道湿化、分泌物情况和呼吸机使用情况等。同时，与患者建立有效沟通，保持气管导管在位、固定、通畅，掌握吸引指征，及时清除呼吸道分泌物，减少并发症发生。气道内吸引时，一般选择开放式气道内吸引。如果符合以下条件之一，宜选择密闭式气道内吸引：呼气末正压（positive end expiratory pressure，PEEP）$\geq 10\ cmH_2O$、平均气道压$\geq 20\ cmH_2O$、吸气时间$\geq 1.5$秒、吸氧浓度$\geq 60\%$、断开呼吸机将引起血流动力学不稳定、存在呼吸道传染性疾病（如肺结核）、呼吸道多重耐药菌感染。对于气管切开患者，还应评估气切套管的类型、气切处伤口情况、气道湿化情况等，做好气管切开伤口换药，必要时更换及清洗气管切开套管内套管。

2. **患者评估** 包括以下内容：患者的病情、生命体征、意识、合作程度及人工气道的类型；口腔、鼻腔及皮肤有无损伤，呼吸道通畅程度，气道分泌物颜色、性质及量；患者心理反应及情绪；患者是否了解气道内吸引、口腔护理及气管切开处换药的目的、方法、注意事项及配合要点。

3. **气道内吸引指征评估** 应至少每2小时通过肺部听诊等方式评估一次气道内吸引指征。以下情况应及时进行气道内吸引：①气道内有可听见或看到的分泌物；②听诊可闻及肺部粗湿啰音；③出现与气道分泌物相关的血氧饱和度下降和（或）血气分析指标恶化；④排除呼吸机管路抖动和积水后，呼吸机监测面板上流量和（或）压力波形仍呈锯齿样改变；⑤出现与气道分泌物增多相关的机械通气时潮气量减小，或容积控制机械通气时吸气峰压增大；⑥考虑吸入上呼吸道分泌物或胃内容物等状况时；⑦需留取痰标本时。

4. **气囊压力评估** 使用气囊压力监测仪器，每4小时监测1次气囊压力，保持在25～$30\ cmH_2O$。气囊长时间压力过高可造成气管周围组织坏死，而气囊压力过低则容易引起误吸及漏气。应评估患者病情及气囊类型。若为高容低压型气囊，对患者气管黏膜损伤较小；若患者病情危重，气囊放气将导致肺泡通气不足，引起循环波动时无须定时放气。

### （三）计划

1. **环境准备** 病室安静整洁，温度和湿度适宜。
2. **患者准备** 了解气道内吸引及呼吸机使用的目的、方法、注意事项及配合要点。
3. **护士准备** 衣帽整洁，修剪指甲，洗手，戴口罩。
4. **用物准备**

1）开放式气道吸引 ①治疗车上层：治疗单、一次性治疗巾、治疗盘、0.9%氯化钠溶液、一次性药碗、无菌吸痰管、安尔碘棉签、弯盘、无菌手套、听诊器、手消毒剂。②治疗车下层:生活垃圾桶、医用垃圾桶。③其他:床边备墙式负压吸引装置或电动吸引器。

2）密闭式气道吸引　①治疗车上层:治疗单、一次性治疗巾、治疗盘、密闭式吸痰管、0.9％氯化钠溶液、一次性药碗、密闭式吸痰管、无菌吸痰管、安尔碘棉签、弯盘、无菌手套、听诊器、手消毒剂。②治疗车下层:生活垃圾桶、医用垃圾桶。③其他:床边备墙式负压吸引装置或电动吸引器。

**（四）实施**

📄　图6-1-1　人工气道吸引操作流程图

**（五）评价**

📄　图6-1-2　人工气道吸引操作评价表

## 三、案例详情与思维解析

### （一）案例一

患者,王××,男,72岁,退休工人,身高173cm,体重70kg,已婚,育有一女。入院诊断为急性呼吸窘迫综合征。入院第3天,患者呼之能应,口插管接呼吸机辅助呼吸,采用同步间歇指令通气（synchronized intermittent mandatory ventilation, SIMV）压力控制＋压力支持模式,导管置入26cm,$FiO_2$60％,呼气末正压（positive end-expiratory pressure, PEEP）6 $cmH_2O$,高于PEEP压力控制20 $cmH_2O$,气囊压力25 $cmH_2O$,查体:体温36.5℃,脉搏93次/分,呼吸26次/分,血压138/73mmHg,血氧饱和度92％。吸痰可见患者痰液呈白色,较黏稠,量中等。今晨遵医嘱行气道内吸引和口腔护理。

1. 操作任务　遵医嘱予气管插管患者晨间气道内吸引及口腔护理。

2. 思维解析

1）操作方案评估　患者诊断为急性呼吸窘迫综合征,入院后建立人工气道气管插管。在进行口腔护理前,需清除气道及口鼻内分泌物,行气道内吸引及气囊上方滞留物的清除。患者目前使用60％氧浓度的呼吸机参数,血氧饱和度低,可选择密闭式气道内吸引,以避免因开放式气道内吸引而造成的血氧饱和度下降。在气道内吸引前,应检查患者气管插管的刻度、气囊压力、呼吸机参数及呼吸机管路等,及时倾倒呼吸机冷凝水。患者痰液黏稠,应检查呼吸机湿化温度并适当调整,一般维持在37℃,以使痰液稀薄、呼吸道通畅、痰液易吸引为宜。气管插管患者口腔处于持续开放状态,容易造成口腔黏膜干燥、唾液减少,增加了细菌繁殖和感染的机会。因此,气管插管患者应每4～6小时使用含氯己定的漱口液行口腔护理一次,保持口腔清洁、湿润,确保患者舒适,减轻口腔异味,预防口腔感染,清除牙菌斑及微生物,从而预防呼吸机相关性肺炎的发生。口腔护理后,需妥善固定气管插管,检测气囊压力,并调整呼吸机管路位置,使积水杯处于管路最低位。同时,检查患者呼吸机的使用情况。

2）患者评估　对气管插管患者应评估病情、口鼻腔黏膜情况、痰液性质,并听诊肺部痰鸣音。抬高床头 30°～45°,与患者建立非语言沟通交流方式,告知气管插管的作用,以及气道内吸引及口腔护理的目的及配合要点,取得患者配合。

3）用物准备　根据以上评估,除密闭式气道内吸引常规用物外,还应准备口腔护理包、氯己定口腔护理液、刷牙棒、20 ml 空针、牙垫、胶带、手电筒。

4）健康教育　人工气道建立后,应做好与患者及家属的沟通工作,及时向患者及家属强调人工气道的重要性,嘱患者不可自行拔除气管插管,避免非计划性拔管,必要时行药物镇静或约束。同时,指导患者在呼吸机使用时进行口腔护理及气道内吸引的配合,避免口腔细菌繁殖及感染的发生。

### （二）案例二

> 患者,田××,女,62 岁,退休工人,高中文化,身高 156 cm,体重 52 kg。因脑出血术后脱机困难,行经皮气管切开术。目前患者呼之不应。心电监护示:脉搏 80 次/分,血压 132/75 次/分,呼吸 21 次/分,血氧饱和度 98%。气管切开处采用面罩吸氧,氧流量为 5 L/min,灭菌注射用水 2 ml/h 持续泵入湿化。气切纱布覆盖处皮肤有暗红色血性分泌物,每 6 小时换药 1 次。
>
> 9:10 护士在巡视病房时,患者突发呼吸困难,血氧饱和度下降,伴有大汗、面色青紫。查体:体温 36.9℃,脉搏 142 次/分,呼吸 31 次/分,血压 145/86 mmHg,血氧饱和度 86%。立即通知医生,遵医嘱予以调节湿化液 5 ml/h 泵入,并行开放式气道内吸引,吸引出中等量黄色Ⅲ度黏痰及一块血性痰痂。吸引后患者症状改善,血氧饱和度上升至 94%。遵医嘱予以气道内吸引及气切处伤口换药。

1. 操作任务　遵医嘱予以气道内吸引及气切处伤口换药。

2. 思维解析

1）治疗方案评估　患者目前气管切开处采用面罩吸氧,氧流量为 5 L/min,突发呼吸困难、血氧饱和度下降。护士需快速调节吸氧浓度至 10 L/min,并立即查看患者气切套管是否固定在位;需快速进行开放式气道内吸引,以评估气道通畅情况,判断是否存在堵管。吸引出中等量黄色Ⅲ度黏痰及一块血性痰痂后,患者症状改善。患者灭菌注射用水 2 ml/h 持续泵入湿化出现痰痂,可能存在气道湿化不足,需调节湿化液的流速。此外,患者气切纱布覆盖处皮肤有暗红色血性分泌物,吸引后应对患者进行气管切开处伤口换药护理。

2）患者评估　患者气管切开,灭菌注射用水 2 ml/h 持续泵入湿化,面罩吸氧。出现痰痂,提示患者存在气道湿化不足的可能。气切纱布覆盖处皮肤有暗红色血性分泌物,提示患者有气道内出血。湿化不足时,容易形成血性痰痂而造成气道的堵塞。患者突发呼吸困难、血氧饱和度下降,提示患者可能存在气管切开套管的堵塞。应快速进行气道内吸引,以改善患者症状。

3）用物准备　根据以上评估,除开放式气道内吸引常规用物外,还应准备碘伏消毒棉球和气管切开纱布。必要时,备好气管切开套管、5 ml 空针、石蜡油棉球和呼吸机。若患者经气道吸引后症状未改善,应遵医嘱更换气管套管或使用呼吸机辅助呼吸。

4)气道评估　气管切开后,上呼吸道完全丧失了气体加温、湿化和过滤功能,防御能力减弱。如果对人工气道的湿化不够,将在人工气道或上呼吸道上形成痰痂。痰痂一旦形成未及时吸引出可阻塞支气管,使气道阻力增大,引起患者呼吸困难甚至窒息。应通过评估患者痰液性质来判断湿化的效果。当患者出现症状时,需迅速进行开放式气道内吸引,防止吸引出的痰痂再次脱落至气道内引起气道阻塞。评估湿化不足时及时告知医生,必要时加大湿化液速度,更换碳酸氢钠湿化液泵入或行雾化吸入以稀释痰液。合理有效的气道湿化和气道内吸引可保持气道通畅和湿润,有效预防肺部感染,在改善呼吸功能和防止各种并发症的发生中发挥着重要作用。

5)气管切开换药　在为气管切开患者换药时,应检查气切伤口周围的皮肤情况、伤口的大小、敷料情况及气囊压力。气切导管应每 6 小时更换敷料一次,若伤口敷料有明显的分泌物,应及时更换处理;同时保持松紧度适宜,避免导管随着患者咳嗽脱出或发生皮肤损伤。

6)健康教育　加强对患者的巡视,及时进行气道内吸引和评估,关注痰液性质及湿化效果。告知患者家属不可自行调节气道湿化液速度。若患者活动或咳嗽导致湿化液脱出气管套管外,或出现呼吸困难等症状,应及时通知护士处理。

### 四、临床思维要点

人工气道护理的临床思维要点在于将患者临床表现与操作相结合进行思考。需充分评估操作方案,根据操作方案进行用物的选择与准备。在护理过程中,要确保患者的导管固定良好,做好气道湿化和气囊压力管理,及时进行气道内吸引以清除呼吸道分泌物及气囊上方滞留物,做好口腔护理。与患者建立有效的沟通,使患者配合各项操作。及时更换呼吸机螺纹管,保持积水杯在管路的最低位并及时倾倒,以防止呼吸机相关性肺炎的发生及非计划性拔管。必要时,做好患者镇静及约束的管理。

### 五、自我测试

自我测试 6 - 1 - 1

# 第二节　心 肺 复 苏

心肺复苏(cardiopulmonary resuscitation,CPR)是抢救呼吸、心搏骤停患者生命最基本的方法,通过徒手、应用辅助设备及药物来维持人工循环、呼吸和纠正心律失常的技术。

### 一、学习目标

#### (一)素养目标

(1)能与团队协作,应对紧急情况。

（2）具有同理心，能从患者角度思考问题。

（3）具有爱伤观念，降低患者的创伤。

## （二）知识目标

（1）能正确描述心肺复苏的概念。

（2）能正确阐述心肺复苏的目的。

（3）能正确阐述心肺复苏的步骤。

（4）能准确说出高质量胸外按压的要点。

## （三）技能目标

（1）能结合治疗方案与患者病情，及时识别心搏骤停。

（2）能结合治疗方案与患者病情，准确实施心肺复苏。

（3）能结合治疗方案与患者病情，正确进行团队人员分工。

# 二、操作流程概述

## （一）目的

恢复心搏骤停患者的自主循环、自主呼吸和意识，维持心搏骤停患者各重要脏器的基本供血和供氧。

## （二）评估

1. 操作方案评估　根据患者所处环境，选择不同的处理方案。若在院外，首先评估现场环境是否安全，然后检查患者反应，启动院外应急反应系统。人工通气可采用口对口或口对面罩的通气方式，选择自动体外除颤器（automated external defibrillator，AED）作为除颤设备。若在院内，通过呼叫医护团队启动应急反应系统，人工通气选择球囊面罩通气，抢救车和除颤器作为急救设备。

2. 患者评估　包括患者的意识状态、呼吸、大动脉搏动、年龄、病情等。判断意识状态时，轻拍患者双肩并大声呼喊："您还好吗？"若患者无反应，则视为意识丧失。判断呼吸时，通过扫视患者胸部，观察胸部是否有起伏。若患者无呼吸或仅表现为濒死叹息样呼吸，则视为呼吸停止。判断脉搏时，成人一般选择颈动脉。根据患者年龄，一般分为成人、儿童或婴儿，分别采用不同的心肺复苏流程。在院内，时刻监护患者病情变化。

## （三）计划

1. 环境准备　现场环境安全，病室内无干扰人群。

2. 患者准备　患者处于安全的环境中，抢救环境有足够空间，模拟人口唇用酒精棉球消毒，患者处于复苏体位。

3. 护士准备　着装整洁，洗手。避免佩戴影响心肺复苏操作的首饰或物品，如手镯等。

4. 用物准备

1）院外心肺复苏　①治疗车上层：抢救记录单、弯盘、心肺复苏呼吸膜、纱布。②治疗车下层：生活垃圾桶、医用垃圾桶。

2）院内心肺复苏 ①治疗车上层:抢救记录单、弯盘、心肺复苏呼吸膜、纱布、手消毒液、水银血压计。②治疗车下层:生活垃圾桶、医用垃圾桶。

**（四）实施**

图 6-2-1 心肺复苏操作流程图

**（五）评价**

图 6-2-2 心肺复苏操作评价表

## 三、案例详情与思维解析

### （一）案例一

患者,王××,男,45 岁,企业员工,身高 175 cm,体重 70 kg,已婚。上午参加半程马拉松比赛,接近终点时突然倒地,意识不清。你作为急救志愿者,请判断患者情况,并实施院外心肺复苏(C-A-B-D 顺序)。

1. 操作任务 实施院外徒手心肺复苏。

2. 思维解析

1）操作方案评估 因患者心搏骤停发生在院外,首先应在确保现场环境安全的前提下,依次判断患者意识、呼吸和颈动脉搏动。若确定患者意识丧失、呼吸和动脉搏动消失后,立即按照 C-A-B-D 的院外基本生命支持顺序实施救护。院外心肺复苏最好有救护团队参与,可在尽量缩短按压中断时间的前提下,每 2 分钟(或 5 个循环)后更换按压人员,同时可以实施双人心肺复苏。

2）患者评估 患者是在运动过程中发生的心搏骤停。首先对患者所处的环境进行评估,确保周围环境安全;除必要的救护人员外,减少人员聚集。开放气道时,需评估患者是否有颈部或其他部位的合并损伤,由此决定开放气道的方法。实施 AED 除颤时,评估患者胸部是否多毛,是否有汗液,是否有植入式除颤器或起搏器。若毛发、汗液较多,应先清除或擦拭后再贴放电极片;若有植入式除颤器或起搏器,电极片贴放时应该避开此部位。

3）健康教育 院外心搏骤停发生的原因有多种。一旦发生,第一目击者如果能迅速启动应急反应系统,在最短的时间内开始实施心肺复苏,将是救治成功的关键。

### （二）案例二

患者,张××,女,60 岁。30 分钟前在家做家务时感觉胸闷不适,在丈夫陪同下步行至医院急诊。既往有"胸痛"病史,心电图未见异常。本次急诊护士接诊后,协助患者躺在诊查床上。准备测量生命体征时,患者突然发生抽搐,呼叫无应答。现场 2 名医护人员立即对患者进行徒手心肺复苏抢救。

1. 操作任务 实施院内双人徒手心肺复苏。

2. 思维解析

1）操作方案评估　该患者心搏骤停发生在院内。首先依次判断患者意识、呼吸和颈动脉搏动，确认患者意识丧失、呼吸停止及动脉搏动消失后，立即按照 C－A－B－D 的院内基本生命支持顺序实施救护。目前有 2 名医护人员在现场施救，可以实施双人心肺复苏技术，其中 1 人负责胸外按压，1 人负责使用球囊面罩进行人工通气，同时呼叫其他医护人员准备抢救车和抢救设备。

2）患者评估　患者既往有"胸痛"病史，此次心搏骤停可能与心血管疾病有关。确认患者是否发生了心搏骤停，在尚未连接心电监护仪时，按照院外心搏骤停的判断方法进行评估。首先检查患者意识，呼叫无应答，说明患者意识突然丧失；然后判断颈动脉搏动和呼吸，若颈动脉搏动消失，出现呼吸停止或叹息样呼吸，即可认定患者出现了心搏骤停的典型"三联征"，应立即实施心肺复苏。

3）用物准备　准备抢救车和除颤器，必要时通知麻醉科医生进行气管插管，准备呼吸机。使用球囊面罩进行人工通气。在双人心肺复苏时，按压和通气比例为 30∶2。

4）健康教育　冠心病是心源性心搏骤停最常见的原因。在临床接诊过程中，遇到胸痛患者应多加重视，入院时及时预检分诊，协助患者就诊，迅速测量生命体征变化。心搏骤停发生后，迅速启动院内心肺复苏流程，借助团队力量完成高质量心肺复苏。

## 四、临床思维要点

心肺复苏的临床思维要点在于根据患者所处环境，选择院外或院内徒手心肺复苏。在此过程中，除及时判断心搏骤停的临床表现外，还应迅速启动应急反应系统，寻求团队帮助，高质量完成胸外按压和通气，避免不必要的干扰，这样才能提高抢救成功率。

## 五、自我测试

📧 自我测试 6－2－1

# 第三节　体外除颤术

体外除颤术是利用复律除颤器释放一定量的脉冲电流，经胸壁作用于心脏，从而使各种异位快速心率失常转复为正常心律的一种方法。除颤是终止心室颤动最迅速、最有效的方法。

## 一、学习目标

### （一）素养目标

（1）能与团队协作，应对紧急情况。

（2）具有同理心，能从患者角度思考问题。

（3）具有爱伤观念，降低患者的创伤。

## （二）知识目标

（1）能正确描述体外除颤的概念。

（2）能正确阐述除颤的目的。

（3）能正确说出使用 AED 的注意事项。

（4）能准确说出使用 AED 的注意事项。

## （三）技能目标

（1）能结合患者病情，准确实施 AED 除颤。

（2）能结合患者病情，准确实施手动除颤。

（3）能结合患者病情，正确进行团队人员分工。

# 二、操作流程概述

## （一）目的

利用高能脉冲电流使心肌瞬间同时除极，造成心脏短暂电活动停止，然后由最高自律性的起搏点重新主导心脏节律。

## （二）评估

1. 操作方案评估　体外除颤术是心搏骤停抢救中的重要环节。在心肺复苏过程中，应根据患者所处环境第一时间获取除颤设备：在院外，施救者取自动体外除颤器（AED）；在院内，医护团队取手动除颤器。除颤具有时间效应，每延迟除颤 1 分钟，复苏成功率下降 7%～10%。因此，尽早除颤可显著提高复苏成功率。

2. 患者评估　评估内容包括患者的意识状态、呼吸、大动脉搏动、年龄、病情等。一旦除颤器到位，迅速贴电极片或连接导联线，判断是否具有除颤指征。AED 具有自动分析心律功能，手动除颤器可观察心电图情况，室颤、室扑、无脉性室速是除颤的绝对适应证。

## （三）计划

1. 环境准备　现场环境安全，病室内无干扰人群。

2. 患者准备　患者处于安全的环境中，抢救环境有足够空间，患者处于复苏体位，去除身上金属及导电物质，擦净胸部汗液，剔除过多胸毛。

3. 护士准备　着装整洁，洗手。避免佩戴影响心肺复苏操作的首饰或物品，如手镯等。

4. 用物准备

1）院外心肺复苏　AED、剃毛刀、纱布（必要时）。

2）院内心肺复苏　①治疗车上层：除颤器、导电糊一支或 4～6 层含 0.9%氯化钠溶液的纱布，简易呼吸器，吸氧装置，抢救药品等。②治疗车下层：生活垃圾桶，医用垃圾桶。

## （四）实施

图 6-3-1　体外除颤仪操作流程图

## （五）评价

图 6-3-2　体外除颤仪操作评价表

## 三、案例详情与思维解析

### (一) 案例一

> 患者,李××,男,30岁,教师,身高180 cm,体重75 kg,未婚。在篮球场打篮球时,感觉胸闷不适,突然倒地,意识不清。同伴为其实施院外心肺复苏和AED除颤。

1. **操作任务** 为患者进行AED除颤。

2. **思维解析**

1) 治疗方案评估 患者心搏骤停发生在院外,首先在确保现场环境安全的前提下,依次判断患者意识、呼吸和颈动脉搏动。一旦确定患者意识丧失、呼吸停止和动脉搏动消失后,立即按照C-A-B-D的院外基本生命支持顺序实施救护。篮球场一般会将AED放在运动场入口等明显的地方。取得AED后,迅速打开设备并按照语音提示进行操作。注意在分析心律和放电时,避免接触患者。除颤结束后,不要急于将电极片撕下,应继续胸外按压和通气,直至专业救护人员到达现场。

2) 患者评估 患者在运动过程中发生心搏骤停。首先应对患者所处的环境进行评估,确保周围环境安全,除必要的救护人员外,减少人员的聚集。为患者实施AED除颤时,需评估患者胸部是否多毛、是否有汗液、是否有植入式除颤器或起搏器。若毛发、汗液较多,应清除或擦拭后贴放电极片;若有植入式除颤器或起搏器,电极片贴放时应该避开此部位。

3) 健康教育 AED是一种便携、易于操作的除颤设备,通常配置在公共场所,专为心搏骤停患者现场急救而设计。对普通民众应该加强使用方法和作用的普及教育,使第一目击者能第一时间找到并学会使用AED,提高救护成功率。

### (二) 案例二

> 患者,张××,男,65岁。因"冠心病"收入心内科,目前接心电监护仪持续监测。16:30,护士在进行晚间床旁交接班时发现患者呼之不应,心电监护仪上心电图显示室颤。2名护士立即为患者实施心肺复苏加体外除颤术。

1. **操作任务** 院内心肺复苏加体外除颤术。

2. **思维解析**

1) 操作方案评估 心搏骤停发生在院内,患者已意识丧失,心电图显示为室颤。目前有2名护士在床旁,1名护士可以立即启动徒手心肺复苏,另外1名护士快速去取除颤器,同时启动应急反应系统,呼叫医护人员进行抢救。实施除颤时,对于成人,单相波除颤器选择360 J;双相波除颤器参考制造商推荐能量(如初始能量为120~200 J),如果未知则选择允许的最大电量。

2) 患者评估 患者既往有"冠心病"病史,而冠心病是导致心搏骤停最常见的病因。

在心搏骤停的心电图表现中,室颤是最常见的类型。一旦心电监护仪上显示室颤,应第一时间启动院内应急反应系统,呼叫同伴去取除颤器,同时立即实施徒手心肺复苏技术。

3)用物准备　准备抢救车和除颤器,确保除颤器性能良好且电量充足,准备导电胶(如果没有导电胶,可使用0.9%氯化钠溶液代替)。必要时通知麻醉科医生进行气管插管,并备好呼吸机。使用球囊面罩进行人工通气。双人心肺复苏时,按压和通气比例为30∶2。

4)健康教育　冠心病是心内科常见疾病,也是心源性心搏骤停最常见的原因。在心电监护过程中,护士须时刻关注患者情况,学会辨识常见心电图的类型,对室颤、无脉性室速等心搏骤停的心电图类型,能第一时间识别并启动应急反应系统,迅速实施心肺复苏和除颤,可最大限度地提高抢救成功率。

## 四、临床思维要点

除颤的临床思维要点在于根据患者所处环境,选择院外AED或院内除颤器实施除颤操作。在此过程中,除颤有其适应证,无论是院外还是院内,应根据AED心律分析结果或院内心电图类型来决定是否实施除颤。同时,作为生命支持的步骤之一,电击后应立即给予5个循环(大约2分钟)的高质量胸外按压,增加组织灌注。在整个抢救过程中,应做到除颤和心肺复苏的紧密衔接,尽量减少心肺复苏的中断时间。

## 五、自我测试

🄴 自我测试6-3-1

# 第四节　气道异物清除术——海姆利希手法

海姆利希手法(Heimlich maneuver)是一种简便有效的抢救食物、异物卡喉所致窒息的急救方法。其原理是通过向膈肌下软组织施加突然向上的压力,驱使肺内残留的空气形成气流快速进入气管,去除堵在气管内的食物或异物。

## 一、学习目标

### (一) 素养目标

(1)能及时安抚患者,缓解患者焦虑情绪。

(2)具有同理心,能从患者角度思考问题。

(3)具有爱伤观念,降低患者的创伤。

### (二) 知识目标

(1)能正确阐述异物阻塞呼吸道的临床表现。

(2)能正确阐述海姆利希手法的目的。

(3)能准确说出海姆利希手法。

### （三）技能目标

（1）能准确识别呼吸道异物梗阻。

（2）能结合治疗方案与患者病情,选择合适的解除气道异物梗阻的方法。

（3）能正确实施海姆利希手法。

## 二、操作流程概述

### （一）目的

解除气道异物梗阻。

### （二）评估

1. 患者评估　包括患者的异物阻塞情况、意识、年龄、体型等。

2. 环境评估　包括周围环境是否安全,是否有抢救器械,是否有适合自救的用具等。

3. 操作方案评估　根据患者情况和环境情况,选择合适的操作方案。若患者为气道部分梗阻的成人且无施救人员,可选择自行咳嗽进行自救;若患者为气道部分梗阻且有施救人员,可选择拍背法施救;若患者为气道完全梗阻的成人且无施救人员,可选择上腹部倾压法进行自救,若患者为孕妇,可选择胸部倾压法进行自救;若患者为气道完全梗阻的成人且有施救者,可选择腹部手拳冲击法施救,若患者肥胖或为妊娠后期孕妇可选择胸部手拳冲击法施救;若患者为气道完全梗阻的婴幼儿,施救者可选择背部拍击法与胸部手指按压法交替的方式施救;若患者发生心搏骤停,施救者应立即给予心肺复苏。

### （三）计划

气道异物清除术为现场紧急救护技术,主要通过手法操作救护解除呼吸道梗阻,无须特殊准备。根据评估结果选择合适的方法即可实施。

### （四）实施

🄔　图 6-4-1　气道异物清除术操作流程图

### （五）评价

🄔　图 6-4-2　气道异物清除术操作评价表

## 三、案例详情与思维解析

### （一）案例一

患者,张××,女,30岁,小学教师,身高163 cm,体重54 kg,未婚。为方便工作,张女士独自居住在租借的房屋。周末时,张女士窝在床上一边看喜剧电影一边吃零食,原本笑声不断的张女士突然发不出声音,表情痛苦,并用手掐住自己的颈部。请准确判断张女士的情况,并指导她完成自救。

1. 操作任务　判断张女士的情况,并指导她完成自救!

2. 思维解析

1）患者评估　张女士边吃零食边看喜剧嬉笑，突然无法发声、表情痛苦，并用手掐住自己的颈部，初步判断张女士发生了气道完全梗阻。

2）环境评估　张女士处于自己租借房屋的卧室，所处环境安全。此时张女士需找到椅背、桌角、铁杆等有"角"且有一定高度的硬物。

3）操作方案评估　张女士独自居住，无他人协助，应选择上腹部倾压法自救。

### （二）案例二

> 患者，李××，男，60岁，工人，高中文化，身高 180 cm，体重 87 kg，已婚，育有一女，与老伴独立居住。一天，李老伯在与老伴吃午饭时，边吃边聊他们的小外孙，说到开心处，李老伯哈哈大笑，突然笑声戛然而止，无法发声，面色潮红，表情痛苦，并用手掐住自己的颈部。请准确判断李老伯的情况，并指导其老伴完成对李老伯的救助。

1. 操作任务　请准确判断李老伯的情况，并指导其老伴完成对李老伯的救助。

2. 思维解析

1）患者评估　李老伯在吃午饭时，因开心哈哈大笑，突然出现失声、面色潮红、表情痛苦，并用手掐住自己颈部，初步判断李老伯发生了气道异物完全梗阻。李老伯身高180 cm，体重87 kg，体型高大且体重较重。

2）环境评估　李老伯在自己家中，所处环境安全。可将李老伯平躺仰卧于地板上进行施救。

3）操作方案评估　根据以上评估，李老伯的老伴可选择腹部冲击法进行施救。由于李老伯体型高大、体重较重，其老伴可先将其仰卧在地板上，头偏向一侧，取跪姿骑跨于其髋部两侧实施腹部冲击法。

### 四、临床思维要点

气道异物清除术的临床思维要点在于根据患者、环境的实际情况结合进行思考，选择合适的操作方案；结合患者情况与操作方案，选择合适的体位与操作手法；给予相应的健康教育。

### 五、自我测试

自我测试 6-4-1

## 第五节　微量注射泵/输液泵的使用

微量注射泵/输液泵是一种智能化仪器。能够精确控制药液速度和输入量，保证药物以均匀的速度、精确的剂量安全地泵入患者体内。它能够定时、恒速输入药物，使药液在体内能保持最佳血药浓度,从而有助于药物的吸收以及发挥。

## 一、学习目标

### (一)素养目标

(1)能与患者有效沟通,缓解患者的紧张情绪。

(2)具有同理心,能从患者角度思考问题。

(3)具有爱伤观念,能降低不良事件的发生。

### (二)知识目标

(1)能正确描述微量注射泵/输液泵的定义。

(2)能正确阐述微量注射泵/输液泵的目的。

(3)能正确阐述使用微量注射泵/输液泵的注意事项和维护保养。

### (三)技能目标

(1)能结合治疗方案与患者病情,正确选择微量注射泵/输液泵。

(2)能结合治疗方案与患者病情,熟悉微量注射泵/输液泵操作步骤。

(3)能结合治疗方案与患者病情,正确处理微量注射泵/输液泵报警。

## 二、操作流程概述

### (一)目的

(1)精准控制药液流速和容量,使药液匀速、精确且安全地进入患者体内。常用于老年、婴儿、心衰、大手术后等各种急危重症患者。

(2)利用微量注射泵/输液泵的快捷操作功能,快速准确调节流速,争取抢救时机。常用于抢救时的危重患者。

(3)利用微量注射泵/输液泵的报警功能,降低劳动强度,提高临床用药安全性。按常规,护士在设置好输液量后,可避免频繁关注补液情况。

### (二)评估

1. 治疗方案评估　包括微量注射泵/输液泵的给药途径、速度,患者置管的通畅程度,药物的性质、作用、不良反应及配伍禁忌。观察用药后的反应,选择合适的注射器及输液器。如果泵入或输注遇光和空气易分解类药物,则需选择避光注射器、连接管和输液器。对于需严格控制输液量的患者应使用输液泵,如肠外营养患者、心功能不全患者、肿瘤化疗患者以及休克需要液体复苏的患者等。微量泵适用于持续缓慢给药,能将少量药物精确、匀速、持续泵入患者体内,常用于帮助危重症患者控制血压、调整血糖、持续镇痛镇静等。若患者需要转运,则微量注射泵/输液泵需有足够的储备电以确保用药安全。

2. 患者评估　包括患者的年龄、病情、意识状态、自理能力、配合程度、用药史、过敏史,置管类型及管路的通畅程度,置管处周围皮肤及管路的固定情况,是否需要更换三通连接装置及延长管,是否了解微量注射泵/输液泵使用的目的及配合要点。

3. 微量注射泵/输液泵功能状态评估　微量注射泵/输液泵处于备用状态,有安全性能检测和维修保养记录卡,拉栓、卡槽和开关门等均功能良好,有操作指示卡及应急处理流程,有储备电及电源插座,支架固定位置在患者的置管侧且方便操作。

### (三) 计划

1. 环境准备　病室安静整洁,光线充足,有电源插座。

2. 患者准备　取舒适卧位,了解微量注射泵/输液泵使用的目的、方法、注意事项及配合要点,不能配合操作患者必要时适当约束以保证用药安全。

3. 护士准备　衣帽整洁,洗手,戴口罩。

4. 用物准备

1) 微量注射泵使用　①治疗车上层:三单(治疗单、记录单、医嘱贴纸)、注射盘(酒精棉球、无菌棉签、安尔碘消毒液、砂轮等)、溶液及药物(根据医嘱准备)、注射器及延长管(根据药物准备)、三通、弯盘、一次性治疗巾、手消毒剂,必要时备开瓶器。②治疗车下层:锐器盒、生活垃圾桶、医用垃圾桶。③其他:微量注射泵、连接线。

2) 输液泵使用　①治疗车上层:三单(输液治疗单、输液记录单、输液贴)、注射盘(酒精棉球、无菌棉签、安尔碘消毒液、砂轮等)、溶液及药物(根据医嘱准备)、输液器(不带针)、三通、注射器及输液器(根据药物准备)、弯盘、一次性治疗巾、手消毒剂,必要时备开瓶器与瓶套。②治疗车下层:锐器盒、生活垃圾桶、医用垃圾桶。③其他:输液泵、连接线。

### (四) 实施

图 6-5-1　微量注射泵/输液泵使用操作流程图

### (五) 评价

图 6-5-2　微量注射泵/输液泵使用操作评价表

## 三、案例详情与思维解析

### (一) 案例一

　　患者,王××,男,36 岁,销售员,身高 176 cm,体重 72 kg。1 天前因食用自助餐海鲜后出现发热、腹泻、纳差、乏力,自行服药后病情未见好转,于今日入院。患者无既往史。入院后完善检查。血气分析:pH 值 7.469,$PaO_2$ 111 mmHg,$PaCO_2$ 30 mmHg,全血碱剩余(BE)-7.1 mmol/L。急诊血细胞分析:白细胞计数 $20\times10^9$/L,快速 C 反应蛋白 57.05 mg/L,降钙素原>100 ng/ml。入室时患者呼之能应。查体:体温 38.6 ℃,脉搏 126 次/分,呼吸 31 次/分,血压 89/58 mmHg,血氧饱和度 96%,立即通知医生,给予床旁心电监护、吸氧,使用拉氧头孢抗感染,血必净注射液减轻炎症反应,并进行补液及升压等治疗。留置右锁骨下静脉留置针,测中心静脉压 3 cmH₂O,遵医嘱接去甲肾上腺素 8 ml/h,醋酸林格氏液 1000 ml 和 5%葡萄糖+10%氯化钾注射液 1000 ml,要求 3 小时内完成输液。护士选用输液泵输入,巡视过程中输液泵阻塞报警,护士立即予以排除。

1. 操作任务　遵医嘱予以拉氧头孢、醋酸林格氏液、5%葡萄糖输液泵输注。

2. 思维解析

1)治疗方案评估　患者发热、腹泻,感染指标异常增高,血压和中心静脉压低,初步考虑为脓毒性休克。根据脓毒性休克初始液体复苏方案,建议在最初1小时内输注抗生素,并在最初的3小时内完成至少30 ml/kg的液体复苏。护士需执行的操作任务为3小时内输入医嘱晶体液2 000 ml。操作中使用输液泵控制输液速度,以确保在一定时间内达到目标液体量。首先输入500 ml醋酸林格氏液,静脉滴注,设置补液速度为650 ml/h,总量500 ml,通过右锁骨下静脉通路进行输注。输注完成后,根据患者生命体征及复苏后各项指标调整输液速度。在输注过程中,需及时排除输液泵阻塞报警等异常情况,以改善患者的预后。

2)患者评估　患者有生冷海鲜进食史,有发热、腹泻、乏力症状,体温38.6℃,白细胞计数20×10⁹/L,血小板压积>100 ng/ml,C反应蛋白88 mg/L,中心静脉压为3 cmH₂O,以上指标均提示患者存在脓毒性休克的病理基础。应快速建立中心静脉通路,使用去甲肾上腺素等升压药。在确定诊断的最初3小时内,需完成有效液体复苏,达到以下目标:①中心静脉压8~12 mmHg;②平均动脉压≥65 mmHg;③尿量≥0.5 ml/(kg · h);④静脉血氧饱和度(oxygen saturation in venous blood, $SvO_2$)≥70%或混合静脉血氧饱和度(oxygen saturation in mixed venous blood, $S_{\bar{v}}O_2$)≥65%。

3)报警处理　当出现阻塞报警时,应先按输液泵停止键,夹闭输液管路,打开输液泵门,检查输液管路有无打折弯曲,深静脉置管有无夹闭,有无药物配伍禁忌导致导管阻塞,导管内有无回血,回抽管路有无血栓形成等情况。在报警排除后,重新设置输液总量再按启动键继续使用。或管路回抽不畅,不可用力注射,以免发生血栓。

4)健康教育　向患者解释疾病的救治方案,争取患者的理解和配合。说明输液泵使用的目的,设定目标值会自动报警,不可自行调节。根据患者情况,可适当采取约束措施。

**(二) 案例二**

> 患者,谢××,女,68岁,退休工人,身高159 cm,体重60 kg,已婚,育有一子。患者有冠心病史6余年,否认家族性疾病史。今晨因"心肺复苏术后"收治入抢救室。入室时患者呼之不应,体温35.6℃,脉搏116次/分,呼吸30次/分,血压90/58 mmHg,血氧饱和度89%。给予患者气管插管接呼吸机辅助呼吸,右锁骨下深静脉置管接0.9%氯化钠注射液50 ml+去甲肾上腺素20 mg微量注射泵10 ml/h泵入,5%葡萄糖注射液500 ml+10% KCl注射液1.5 g静脉滴注。护士交班换泵时患者血压有下降,现微量注射泵报警提示药物注射完毕。责任护士核对医嘱后,使用双泵法更换配置好的去甲肾上腺素药物,换药物后观察患者生命体征并记录。

1. 操作任务　续泵0.9%氯化钠注射液50 ml+去甲肾上腺素20 mg微量注射泵10 ml/h泵入。

2. 思维解析

1)治疗方案评估　患者因"心肺复苏术后"收治入抢救室,注射泵报警提示药物注射完毕,护士需要更换注射泵上的血管活性药物去甲肾上腺素。在护士交班换泵时,患者血压有下降。对于血管活性药物特别敏感者,应使用双泵法续泵,防止在续泵过程中发生不良事件。因此,责任护士选择核对医嘱后使用双泵法更换配置好的去甲肾上腺素药物。换药物后,需观察患者生命体征并记录。由于去甲肾上腺素遇光和空气易变质,可能影响其疗效可,因此需准备避光注射器及延长管。

2)患者评估　患者心肺复苏术后,使用血管活性药物去甲肾上腺素维持血压。去甲肾上腺素药物即刻起效,半衰期 1～2 分钟。考虑换泵时患者血压有波动,续泵时应据医嘱提前准备药物。对于血管活性药物特别敏感者,应使用双泵法续泵,以保障患者的安全。换药后,需记录药物更换信息及患者生命体征情况,监测患者是否有心律失常、局部缺血等不良反应。

3)血管活性药物使用中的注意事项　去甲肾上腺素属于血管加压药。血管活性药物使用时,应尽量通过单独的血管通路,应用微量注射泵进行输注,紧急情况下可选择外周大静脉输注。将标签标识粘贴于注射器上,连接静脉导管通路时应确保药液排至输注管路接口处。当同时使用多种血管活性药物时,应在输注管路头端和尾端分别标识。初次使用或更换另外一种药物时,应清零累计输入量。初始使用剂量调整时,应每 5～10 分钟监测一次血压;生命体征稳定后,每 60 分钟监测一次生命体征;观察末梢循环、尿量、药物不良反应等情况。每次调整剂量时,均应记录药物更换信息及患者生命体征情况。对血管活性药物特别敏感者,应使用双泵法续泵。在双泵双通道换泵时,应将新注射泵通路打开,泵速调整为原泵速,将原注射泵的泵速递减直至血流动力学稳定后为零。若换泵过程中出现血压持续下降,应及时快捷键注射少量药物,避免换药时发生不良事件。当血管通路内有回血时,应先抽吸回血,确认通畅后;可用 0.9% 的氯化钠溶液 5～10 ml 冲管。输注管路有回血时应及时更换,停止输注时应先撤除注射器及输注管路,用空注射器抽吸输液端口,直至抽出回血后再封管。

4)健康教育　向患者强调血管活性药物外渗对血管及皮肤的危害。血管活性药物使用时,应留置中心静脉置管。当微量注射泵报警时,不可自行调节。若患者出现头晕、心律失常等情况,应及时呼叫医生。药物使用过程中应注意观察注射泵的给药速度和剩余药量,观察穿刺部位的皮肤。一旦发现药液外渗,应该及时处置。

## 四、临床思维要点

微量注射泵/输液泵的临床思维要点在于将操作与患者疾病特点相结合进行思考。充分评估患者病情及治疗方案,根据治疗方案进行用物的选择与准备;根据患者病情选择合适的给药途径,遵循特殊药物的给药原则;根据患者的年龄、病情以及药物性质,合理调节给药速度。使用过程中监测患者的生命体征,并记录用药效果,确保患者的用药精准及安全有效。

## 五、自我测试

自我测试 6-5-1

# 第六节 洗 胃 术

洗胃术是将胃管插入患者胃内,反复注入和吸出一定量的溶液,以清除胃内未被吸收的毒物或刺激物的一种灌洗方法。

## 一、学习目标

### (一) 素养目标

(1) 能在患者抢救的过程中保持认真、专业的态度。

(2) 能准确、高效地完成抢救工作。

(3) 具有爱伤观念,降低患者的创伤。

### (二) 知识目标

(1) 能正确描述洗胃术的定义。

(2) 能正确阐述洗胃的注意事项。

(3) 能正确理解洗胃的目的、原则。

### (三) 技能目标

(1) 能结合治疗方案与患者病情,正确选择洗胃的方法。

(2) 能结合治疗方案与患者病情,选择合适的洗胃液。

(3) 能结合治疗方案与患者病情,正确进行洗胃操作。

## 二、操作流程概述

### (一) 目的

(1) 解毒:清除胃内毒物或刺激物,减少毒物吸收;还可利用不同灌洗液进行中和解毒,适用于急性食物或药物中毒。服毒后 4～6 小时内洗胃效果最佳。

(2) 减轻胃黏膜水肿:幽门梗阻患者餐后常有滞留现象,引起上腹胀满、不适、恶心呕吐等症状。通过洗胃可减轻潴留物对胃黏膜的刺激,缓解胃黏膜水肿和炎症。

### (二) 评估

1. 治疗方案评估　评估内容包括洗胃的目的、时机、方法、洗胃液及体位。若为解毒,则在服毒后 4～6 小时内洗胃效果最佳。若为幽门梗阻患者减轻胃黏膜水肿,则宜在餐后 4～6 小时或空腹进行洗胃。对于急性中毒患者,若患者意识清晰配合度佳,应采用紧急口服催吐法,此时患者取坐位;若患者意识不清或配合度不佳,可采用洗胃机洗胃,洗胃时患者取平卧位,头偏向一侧或左侧卧位。当患者中毒物质不明时,洗胃液可选用温开水或 0.9% 氯化钠溶液;待毒物性质明确后,可采用对抗剂洗胃。洗胃液的用量应根据患者服用毒物的具体情况而定,灌洗液澄清且无异味表示毒物已基本清除干净。

2. 患者评估　包括评估患者的年龄、病情、医疗诊断、意识状态、生命体征等;检查患者的口鼻腔黏膜有无损伤,有无活动义齿,了解既往胃部疾病及心脏疾病史;评估患者的心理状态以及对洗胃的配合度、耐受能力;询问毒物摄入的种类、剂量、时间,以及入院前是否曾经呕吐。

### (三)计划

1. 环境准备　病室安静整洁,温度适宜,光线充足。

2. 患者准备　了解洗胃的目的、方法、注意事项及配合要点,取舒适卧位。

3. 护士准备　衣帽整洁,修剪指甲,洗手,戴口罩。

4. 用物准备

1)口服催吐法　①治疗车上层:治疗盘(盘内放置量杯、压舌板、水温计、弯盘、防水布、小毛巾、检验标本容器或试管),患者洗漱用物(可自患者处取用)。②治疗车下层:水桶2只[分别盛洗胃液(一般用量为10~20 L,温度为25~38 ℃)、污水]、生活垃圾桶、医用垃圾桶。

2)洗胃机洗胃法　①治疗车上层:治疗盘(盘内放置无菌洗胃包(内有胃管、镊子、纱布)或使用一次性胃管、防水布、治疗巾、检验标本容器或试管、量杯、水温计、压舌板、棉签、50 ml注射器、听诊器、手电筒、液体石蜡、胶布),弯盘,必要时备张口器、牙垫、舌钳放于治疗碗内。②治疗车下层:水桶2只[分别盛洗胃液(一般用量为10~20 L,温度为25~38 ℃)、污水]、生活垃圾桶、医用垃圾桶。③其他:全自动洗胃机。

### (四)实施

🌐 图6-6-1　洗胃术操作流程图

### (五)评价

🌐 图6-6-2　洗胃术操作评价表

## 三、案例详情与思维解析

### (一)案例一

患者,李××,男,76岁,退休工人,身高175 cm,体重70 kg,已婚,与老伴共同居住,子女均已成年离家。患者主诉因感觉腹部不适,欲自行服用黄连素,误取用氨茶碱片,连服两顿后被老伴发现,送至医院就诊。查体:神志清,呼吸30次/分,心率114次/分。询问得知共服用氨茶碱10片,总量1.0 g,最近一次服用时间约为30分钟前,服用5片,总量0.5 g。医嘱:立即予以心电血压监测,急查血常规、电解质、肝肾功能等血液生化指标,洗胃,立即执行!

1. 操作任务　遵医嘱予以洗胃,立即执行!

2. 思维解析

1)治疗方案评估　患者因误服氨茶碱片后导致呼吸、心率加快,暂无恶心呕吐表现,且神志清。最近一次误服时间为半小时前,误服剂量0.5 g,已达到氨茶碱用药的上限剂量。患者在发现误服后主动就医,配合度好,符合口服催吐法洗胃的指征,应立即给予口服催吐。氨茶碱无针对性拮抗剂,可选用温开水洗胃。患者取坐位,便于操作。

2)患者评估　患者为老年男性,应评估是否有活动性义齿,若有应及时取下。评估既往史,有无严重心脑血管疾病、食管胃底静脉曲张等洗胃禁忌证。

3)健康教育　着重强调口服催吐过程中的体位,应始终保持低头的姿势,以免造成患者误吸。做好药物保管,老年人家中常备药物应贴大标签、醒目标识,避免误服。

### (二)案例二

患者,李××,女,28 岁,工人,高中文化,身高 162 cm,体重 58 kg。因与丈夫争吵后情绪激动,服用农药,随后被丈夫送至急诊室救治。目前患者神志不清,瞳孔呈针尖样,靠近可闻到大蒜味,全身大汗,听诊双肺可闻及散在湿啰音,同时可见部分肌肉震颤。心电监护显示:呼吸 30 次/分,血氧饱和度 95%,心率 66 次/分,血压 129/60 mmHg。经询问得知,患者在与丈夫争吵后服用网购敌敌畏约 150 ml,半小时后被送至急诊室。患者既往体健,无心脑血管疾病及消化道疾病史。医嘱予以洗胃,立即执行!

1. **操作任务**　遵医嘱予以洗胃,立即执行!

2. **思维解析**

1)治疗方案评估　此次洗胃目的为解毒。患者服用毒物时间约为半小时前,处于洗胃的最佳时机,应立即执行洗胃医嘱。患者目前神志不清,且服用毒物量较大(约 150 ml),应采用洗胃机洗胃。患者取平卧位,头偏向一侧或左侧卧位。患者中毒物已明确为敌敌畏,可选择针对性拮抗剂 2%~4% 碳酸氢钠溶液或 1∶15 000~1∶20 000 高锰酸钾溶液作为洗胃液。

2)患者评估　患者神志不清,既往体健,无洗胃机洗胃的相关禁忌证。在插胃管前,应详细评估患者口鼻腔黏膜及有无活动义齿情况。若有活动义齿应取下,并选择无黏膜损伤侧置入胃管。

3)用物准备　根据以上评估,除应准备洗胃机洗胃的常规用物外,还应准备张口器、牙垫、舌钳等,用于昏迷患者置入胃管的用物。

4)健康教育　告知家属昏迷患者洗胃过程中有误吸的可能与风险,取得理解;并向家属介绍洗胃后的注意事项,要为患者创造一个良好的身心休养环境,注意其情绪变化,做好心理护理。

### 四、临床思维要点

洗胃术的临床思维要点在于结合患者自身及中毒情况,正确判断洗胃的时机以及选用合适的洗胃方法;根据洗胃方案选择合适的用物,并根据毒物进行洗胃液的准备;洗胃过程中应根据患者情况及时调整洗胃液的灌入量及吸力,观察患者病情变化;根据具体情况做好患者心理护理,给予相应的健康教育。

## 五、自我测试

自我测试 6-6-1

# 第七节　呼吸机的使用

呼吸机是一种能代替、控制或改变人的正常生理呼吸,增加肺通气量,改善呼吸功能,减轻呼吸肌消耗,节约心脏储备能力的装置。它是一种极为重要的急救与生命支持设备,广泛应用于急救、麻醉、术后恢复、呼吸治疗和呼吸维持,在医院设备中占有重要地位。正确使用呼吸机能够有效预防和治疗呼吸衰竭,挽救或延长患者的生命。反之,若使用不当,可能加重患者病情,使其恶化甚至危及生命。

## 一、学习目标

### (一)素养目标

(1)能与患者有效沟通,缓解患者的紧张情绪。

(2)具有同理心,能从患者角度思考问题。

(3)具有爱伤观念,降低患者并发症的发生。

### (二)知识目标

(1)能正确描述呼吸机使用的目的。

(2)能正确阐述呼吸机使用的适应证和禁忌证。

(3)能正确阐述呼吸机相关性肺炎的预防措施。

(4)能准确识别呼吸机常见的报警原因及常见并发症。

### (三)技能目标

(1)能结合治疗方案与患者病情,能正确准备用物。

(2)能结合治疗方案与患者病情,能正确操作呼吸机流程。

(3)能及时处理呼吸机使用过程中的各种报警及患者并发症。

## 二、操作流程概述

### (一)目的

(1)改善通气功能。通过气管插管或气管切开维持呼吸道通畅;通过呼吸机正压通气,维持患者足够的潮气量,使肺泡通气量满足机体需要。

(2)改善换气功能。使用呼气末正压等方法可防止肺泡塌陷,使肺内气体分布均匀;改善通气血流比值,减少肺内分流,改善氧运输,纠正低氧血症。

(3)减少呼吸功耗。使用机械通气可减轻呼吸肌的负担,降低呼吸肌耗氧量,缓解呼吸肌疲劳,促进胸壁的稳定。

## (二) 评估

1. **治疗方案评估**　根据患者病情选择呼吸机的类型,设定模式和参数,评价患者的使用效果。对于通气异常(如呼吸肌功能障碍或衰竭、气道阻力增加或阻塞)或氧合和异常(如顽固性低氧血症)的患者,需要呼气末气道正压或使用镇静剂和肌松剂等措施,这类患者一般选择使用有创呼吸机。然而,对于存在肺大疱和未经引流的气胸、失血容量性休克未补充血容量、严重肺出血、气管食管瘘等情况的患者,则一般不能选择有创呼吸机。对于患有 COPD 急性发作、急性心源性肺水肿、阻塞性睡眠呼吸暂停低通气综合征、中枢性睡眠呼吸暂停综合征等情况的患者,一般选择使用无创呼吸机。但若患者出现心跳呼吸停止、自主呼吸微弱、误吸可能性高、面部创伤或畸形、严重脑部疾病、生命体征不稳定、近期颈面部手术等情况,则不能选择使用无创呼吸机。对于野外抢救、院前急救或不能脱离呼吸机的患者的转运,则选择使用转运呼吸机。但若患者病情不稳定或不能维持气道开放,则不能选择使用转运呼吸机。

2. **患者评估**　包括患者的病情、既往史、意识状态、合作程度、体重、血氧饱和度、人工气道的类型和通畅情况、痰液的性质及量、肺部情况、动脉血气分析报告等。

3. **仪器设备的评估**　包括呼吸机及其配套湿化装置、氧源系统、电源与气源供应、呼吸回路管路、湿化罐、鼻/面罩接口、吸痰与吸氧装置、简易呼吸器、听诊器、气囊压力表等。

## (三) 计划

1. **环境准备**　病室安静整洁,温湿度适宜,光线充足。

2. **患者准备**　了解呼吸机使用的目的、注意事项及配合要点,必要时配合建立人工气道。

3. **护士准备**　衣帽整洁,洗手,戴口罩,必要时穿隔离衣、戴面屏。

4. **用物准备**

1) **有创呼吸机**　①治疗车上层:灭菌呼吸回路及湿化罐、灭菌注射用水、瓶套、消毒棉签、输液器、注射器(打气囊用)、吸痰管、听诊器、气囊压力表、模拟肺、简易呼吸器、治疗单、护理记录单、弯盘、手消毒剂。②治疗车下层:锐器盒、生活垃圾桶、医用垃圾桶。③床边:呈备用状态的呼吸机及其配套湿化装置、吸氧装置、负压吸引器。

2) **无创呼吸机**　①治疗车上层:灭菌呼吸机管路、鼻/面罩、灭菌注射用水、吸氧管、消毒棉签、听诊器、简易呼吸器、清洁纱布、治疗单、护理记录单、弯盘、手消毒剂。②治疗车下层:生活垃圾桶、医用垃圾桶。③床边:备用状态的无创呼吸机、吸氧装置。

## (四) 实施

📧　图 6-7-1　呼吸机的使用操作流程图

## (五) 评价

📧　图 6-7-2　呼吸机的使用操作评价表

### 三、案例详情与思维解析

#### （一）案例一

> 患者，张××，女，64 岁，退休工人，身高 155 cm，体重 51 kg，已婚，育有一子。患者今日在全麻体外循环下行冠状动脉搭桥术，术后安全返回病房，带入气管插管置入 24 cm。遵医嘱接呼吸机辅助呼吸，同步间歇指令通气（SIMV）压力控制＋压力支持模式，潮气量为 410 ml，PEEP 为 5 cmH$_2$O，呼吸 15 次/分，高于 PEEP 压力控制 18 cmH$_2$O，压力触发灵敏度－1 cmH$_2$O，气囊压力 26 cmH$_2$O。
>
> 护士巡视发现呼吸机报警气道压力过高，予以检查呼吸机管路、工作状态、警报范围及患者的反应情况。发现患者麻醉已醒，有咳嗽动作。立即给予患者安慰并进行气管内吸痰。遵医嘱评估患者肌力、生命体征及动脉血气分析，结果均显示良好。随后协助医生拔除气管插管，并对患者进行健康宣教。

1. 操作任务　有创呼吸机的使用。

2. 思维解析

1）治疗方案评估　患者在全麻体外循环下接受冠状动脉搭桥术。全麻手术患者需要建立人工气道，并使用有创呼吸机辅助呼吸。遵医嘱选择自主呼吸与控制通气相结合的 SIMV 模式。根据患者体重选择潮气量，通常为 5～12 ml/kg，临床上一般选择 8 ml/kg 设置。PEEP 使萎陷的肺泡复张，提高肺的顺应性，增加胸内压，改善通气与换气。常规成人 PEEP 设置为 5 cmH$_2$O，需根据患者的病情调整。若患者合并气胸和肺大疱，则需关闭或使用低 PEEP，气囊压力在 20～30 cmH$_2$O 范围内，一般压力触发灵敏度设置－1.5～0.5 cmH$_2$O，流速触发 2～5 L/min。若灵敏度过高，会引起患者误触发；灵敏度过低，则会增加患者的吸气负荷，消耗额外的呼吸功。

2）患者评估　患者接受全麻手术，人工气道应选用有创呼吸机模式。为防止呼吸机相关性肺炎，使用有创呼吸机时患者床头应抬高 30°～45°。评估患者气管插管深度（成人）为 22～26 cm，气囊压力维持在 20～30 cmH$_2$O。积水杯在管路的最低位，及时倾倒呼吸机冷凝水。根据患者气道及痰液情况调整湿化罐的温度，及时清除患者口鼻及气道分泌物。严格无菌操作，每天使用含氯己定的漱口液进行口腔护理，每 6 小时 1 次。呼吸机管路每周更换 2 次，必要时进行雾化吸入和机械排痰。听诊患者痰鸣音，关注动脉血气分析和生命体征的变化，评估呼吸机使用情况，在符合指征情况下及时拔管，避免呼吸机相关性肺炎的发生。若呼吸机报警提示气道压力过高，护士需检查患者有无气道阻塞，及时清除气道内分泌物，检查警报范围设置，查看管路有无打折，了解患者肺的顺应性及以往疾病情况等。

3）健康教育　建立人工气道并使用呼吸机会引起患者不适。术前应向患者解释呼吸机使用的目的和配合要点。在患者清醒后配合呼吸机辅助呼吸，避免频繁咳嗽、吐管、试图拔除插管等操作，以免发生人机对抗及非计划拔管。在使用呼吸机期间，患者应尽量配合医护人员的操作。

## （二）案例二

患者，王××，男，62岁，工人，高中文化，身高169cm，体重61kg。患者因"反复咳痰气喘约10年，复发1周，加重1天"，拟"Ⅱ型呼吸衰竭、COPD伴急性加重"收治入院。患者精神紧张，呼吸急促，呈急性病容，胃纳差，消瘦，睡眠差。入院后完善检查，血气分析：$PaCO_2$ 83.27 mmHg，$PaO_2$ 70.56 mmHg，pH值7.426，全血碱剩余（BE）26.3 mmol/L，血氧饱和度92%。胸部CT检查：①慢支、肺气肿，两肺下叶少许慢性炎症；②两肺下叶轻度支扩。予以无创面罩接呼吸机辅助通气，采用PS/CPAP模式，设置$FiO_2$40%，PEEP 5 $cmH_2O$，PS above PEEP：18 $cmH_2O$，并进行化痰平喘、抗感染等对症处理。

在呼吸机使用过程中，出现气道压力过低报警。立即评估患者神志清楚，调整患者体位，检查呼吸机各管路连接及使用中面罩的漏气情况，检查警报范围的设置等，对报警进行处理。遵医嘱复测血气分析：$PaCO_2$ 75.27 mmHg，$PaO_2$ 80.56 mmHg，pH值7.40等。遵医嘱继续使用无创呼吸机，并观察患者的意识、血气分析及有无腹部胀气情况等。

1. 操作任务　无创呼吸机的使用。

2. 思维解析

1）治疗方案评估　患者精神紧张，呼吸急促，呈急性病容，消瘦。目前$PaCO_2$ 83.27 mmHg，$PaO_2$ 70.56 mmHg，pH值7.426，全血碱剩余26.3 mmol/L，血氧饱和度92%。提示患者Ⅱ型呼吸衰竭、COPD伴急性加重。患者无气胸、肺大疱等基础疾病，使用无创呼吸机辅助呼吸机可有效改善患者目前的缺氧和二氧化碳潴留情况。

2）患者评估　患者消瘦及呼吸机使用中报警气道压力过低，需检查呼吸机潮气量、呼吸次数及警报范围的设置，管路连接及破损情况，以及管路或面罩漏气情况，佩戴面罩时注意贴合患者面部，适当调整固定带的压力，注意垫纱布或贴安普贴保护面罩压迫处的皮肤，避免发生压力性损伤，同时避开内眦处，以免发生刺激性结膜炎。患者精神紧张，可能存在幽闭恐惧症，应向患者解释呼吸机使用的原理，做好健康教育与心理疏导，缓解患者的紧张情绪，使其尽量配合呼吸机呼吸，避免人机对抗引起不适和疲劳。患者胃纳差，可能存在胃肠胀气，可给予间断呼吸机辅助呼吸，若胃肠胀气明显，可考虑留置胃管行胃肠减压，减轻患者不适。复测动脉血气分析，指标未明显好转，应继续给予呼吸机辅助呼吸，观察患者意识情况，以及血气分析指标（$PaO_2$、$PaCO_2$、碱剩余、氧饱和度）的变化，同时做好皮肤护理。

3）用物准备　除上述用物外，选择舒适性和密闭性好的无创呼吸机面罩。

4）健康教育　监测呼吸机工作状况。在使用无创呼吸机过程中，向患者解释呼吸机使用的目的及配合要点。患者需与呼吸机同步，勿张口呼吸，避免造成漏气和胃肠胀气。患者有痰液时，应及时呼叫人员清除，避免污染面罩。注意保护患者皮肤，固定带松紧以能容纳一指为宜。当患者出现极度烦躁和不配合时，注意检查人-机配合情况，减少幽闭恐惧症的发生。床头抬高 30°以上,少食多餐,尽量避免餐后直接打开呼吸机,减少反流和误吸。持续观察患者的使用效果,关注患者的意识状态和血气分析结果。

### 四、临床思维要点

呼吸机使用的临床思维要点在于将治疗方案与患者疾病相结合进行思考,充分评估患者的病情,根据病情选择治疗方案并进行用物的选择与准备。根据患者病情选择合适的呼吸机类型,设置呼吸机模式及参数,呼吸机使用中出现报警应及时处理,关注患者的使用效果。对于建立人工气道的患者,应做好气道管理,避免呼吸机相关性肺炎的发生;使用无创呼吸机时关注患者的并发症。根据患者使用的呼吸机类型,提供相应的健康宣教,以减轻患者的不适与恐惧,改善通气与换气功能,从而改善预后。

### 五、自我测试

自我测试 6-7-1

# 第八节 止血、包扎、固定和搬运技术

止血、包扎、固定和搬运是创伤救护的四项基本处理技术。在对院外伤员实施救护时,应沉着、冷静,迅速有效地开展现场救护,保障伤员的生命安全。止血术是急救技术中非常重要的技术,目的在于控制出血、维持有效循环血量、防止休克发生。包扎是用纱布、绷带、三角巾或其他现场可以用的布料将伤口覆盖,既能保护伤口,又能防止进一步污染。固定主要用于骨折伤员,其作用是制动、减轻疼痛、避免继发性损伤,并便于转运。搬运是指将伤员从事发现场移动到担架或救护车的过程。

## 一、学习目标

### (一) 素养目标

(1) 能与伤员有效沟通,缓解其紧张情绪。
(2) 具有同理心,能从伤员角度思考问题。
(3) 具有爱伤观念,降低并发症风险。
(4) 具备准确识别伤情的能力,挽救伤员生命。

### (二) 知识目标

(1) 能正确描述止血、包扎、固定、搬运的目的。
(2) 能正确阐述止血、包扎、固定、搬运的基本要求。
(3) 能正确阐述止血、包扎、固定、搬运的注意事项。
(4) 能准确说出止血、包扎、固定、搬运的操作要点。

### (三) 技能目标

(1) 能结合伤员伤情,快速做好止血、包扎、固定和搬运前的评估。

（2）能结合伤员伤情,快速做好止血、包扎、固定和搬运技术前的物品准备。

（3）能结合伤员伤情,准确实施止血、包扎、固定和搬运技术。

（4）能在救护过程中配合其他救护人员对伤员进行紧急救护。

## 二、操作流程概述

### （一）目的

（1）控制出血、维持有效循环血量、防止休克发生。

（2）保护伤口、防止进一步污染。

（3）压迫止血、减轻疼痛。

（4）保护脏器、血管、神经、肌腱等重要解剖结构。

（5）固定敷料和骨折位置,便于转运。

（6）使伤员尽快脱离危险环境,尽快获得专业救治,减少伤残。

### （二）评估

1. 操作方案评估　根据出血的部位、出血量、伤口情况选择合适的止血方法。直接压迫止血法是目前最快速、安全、有效的止血方法,适用于大部分的外伤出血。止血带止血法则适用于四肢有较大血管损伤、伤口大且出血量多,其他止血方法不能有效止血的情况。根据受伤部分以及现有的敷料(如纱布、绷带、三角巾和其他现场可以利用的布料)进行包扎。根据骨折的部位,选择夹板、石膏绷带或其他可以利用的物品进行骨折固定。根据现场环境、伤员伤情、救护人员的数量和体力、转运路径等,选择合适的搬运工具和搬运方法。

2. 伤员评估　包括受伤部位、伤口出血量、是否有异物存留,意识状况、行走能力等,心理反应、情绪及配合程度,以及是否了解操作的目的、方法、注意事项及配合要点。

3. 救护环境评估　包括伤员所处环境是否安全,救护人员是否做好自身防护等。

### （三）计划

1. 环境准备　现场环境安全,无威胁伤员和施救者的损伤因素。

2. 伤员准备　了解止血、包扎、固定和搬运的目的、方法、注意事项及配合要点;情绪稳定,同意接受急救人员施救;取舒适卧位。

3. 护士准备　衣帽整洁,修剪指甲,洗手,戴手套、戴口罩。

4. 用物准备

1）止血术　①治疗车上层:无菌敷料若干、纱布垫若干、三角巾、弹力绷带、各种止血带(橡皮止血带、旋压止血带)、标识卡、记号笔、灭菌注射用水/外用0.9%氯化钠溶液等。②治疗车下层:生活垃圾桶、医用垃圾桶。

2）包扎术　①治疗车上层:无菌敷料若干、各种绷带、三角巾、胸带、腹带、胶布等。②治疗车下层:生活垃圾桶、医用垃圾桶。

3）固定术　①治疗车上层:纱布垫、颈托、夹板(小夹板、树脂夹板、卷式夹板等)、三角巾等。②治疗车下层:生活垃圾桶、医用垃圾桶。

4）搬运术　①治疗车上层:担架、颈托、沙袋、固定带、绷带、三角巾等。②治疗车下层:生活垃圾桶、医用垃圾桶。

**（四）实施**

图 6-8-1 止血、包扎、固定和搬运技术操作流程图

**（五）评价**

图 6-8-2 止血、包扎、固定和搬运技术操作评价表

## 三、案例详情与思维解析

### （一）案例一

> 伤员，张××，男，30 岁，建筑工人，身高170 cm，体重65 kg，已婚，育有一子。今晨在建筑工地施工时意外受伤，右前臂掌侧面被锐利物品割伤，有 3 cm×5 cm 开放性伤口并伴有活动性出血，头顶有明显伤口，并伴有出血。工友呼叫 120 后，救护人员到达现场，为伤员进行止血和包扎处理。

1. 操作任务 作为急救人员在现场对伤员实施止血和包扎技术。

2. 思维解析

1）治疗方案评估 伤员因外伤导致多个部位受伤，包括头部和右前臂，两处均有出血和伤口，因此应该实施止血和包扎技术。在实施操作前，首先评估现场环境，在确保现场环境安全的前提下，判断受伤情况，并确定处理的优先等级。因目前伤员前臂是活动性出血，有失血性休克的危险，应该先对前臂实施止血带止血术，头部可采取直接压迫止血。使用止血带止血，尤其注意止血带使用的注意事项。实施包扎技术时，对前臂实施弹力绷带螺旋反折包扎，头部可采用帽式包扎法。

2）伤员评估 伤员为年轻男性，目前意识状况尚可，存在两处部位出血并有开放性伤口。首先需稳定患者情绪，评估伤员意识状态和出血量；然后根据出血情况，确定处理的优先等级。

3）救护人员准备 实施的操作可能接触患者的血液。因此救护人员应戴好手套，在做好自身防护的前提下实施救护。

4）健康教育 向伤员解释止血和包扎的目的，并说明目前实施的仅为初步处理，接下来将送往医院做进一步检查和治疗。告知伤员在建筑工地工作时一定要戴好安全帽，做好自我保护。一旦出现意外情况，学会自救和他救，避免情况进一步恶化。

### （二）案例二

> 伤员，张××，女，58 岁，工人。在某交通要道上骑电瓶车行走时，不慎被一辆小轿车撞击，冲出大约 5 米。伤员右前臂出血并伴有畸形，疼痛明显，头部无明显外伤，腰背部疼痛明显，不能移动。伤员意识尚清，右前臂出血不明显。轿车司机迅速拨打 120，救护人员第一时间到达现场为伤员进行固定和搬运处理。

1. 操作任务　作为急救人员在现场对伤员实施骨折固定和搬运技术。

2. 思维解析

1）治疗方案评估　伤员因外力撞击导致多个部位损伤。目前伤员所处环境为交通要道,车辆较多。首先,在车后50～100米处放置三脚架警示牌,确保现场环境安全。然后,针对患者目前可能存在的前臂骨折和脊柱骨折进行处理,前臂骨折可以使用小夹板进行固定;若怀疑颈椎和腰椎骨折,应使用颈托固定,并使用脊柱板保持伤员身体长轴为一直线。由3～4名施救者将伤员平移到脊柱固定板上,使用固定带将头部、双肩、骨盆、双下肢及足部固定在脊柱板上。最后,保持伤员头部在后、足部在前,水平移动到救护车上。

2）伤员评估　对于伤员的伤情进行全面评估,包括意识状况、出血情况、受伤和疼痛的部位,是否伴有脊柱脊髓损伤。伤员为中年女性,目前意识尚可,存在前臂疼痛和畸形,腰背部疼痛明显,不能移动,可能存在脊柱损伤。

3）救护人员准备　因实施的操作可能接触患者的血液,救护人员应该戴好手套,做好自身防护的前提下实施救护。

4）健康教育　向伤员解释固定和搬运的目的,主要是为了防止进一步损伤和脱离危险环境。嘱伤员不可随意移动。在进行固定和搬运的过程中,安抚伤员情绪,并告知其接下来送医院做进一步的检查和处理。

## 四、临床思维要点

止血、包扎、固定和搬运技术的要点:首先确保现场环境安全,救护人员做好自身防护,全面判断伤员的伤情,然后有针对性地实施救护方案。如果现场没有救护用物,可以使用替代品,比如止血用物可以使用干净的毛巾、卫生巾、丝巾等,包扎用物可以使用毛巾、围巾、布单等,固定用物可以使用健侧肢体、树枝、拖把等。在实施救护的同时,注意稳定患者焦虑和恐惧的情绪,给予相应的健康教育。

## 五、自我测试

　自我测试 6 - 8 - 1

# 第九节　危重患者转运技术

急危重症患者转运是急诊和 ICU 的重要护理工作内容,可分为院内转运及院际转运。院内转运是指在同一医疗单位不同医疗区域之间的转运,院际转运是发生在不同医疗单位之间的危重症患者的转运。

## 一、学习目标

### (一) 素养目标

(1) 具有同理心,能从患者角度与家属进行有效沟通。

（2）具有爱伤观念，准备充分，降低患者转运过程中的风险。

（3）能在危重症患者转运护理实践中，融入团队合作理念。

（4）以患者安全为目标做到充分评估、实时监测、积极应对。

### （二）知识目标

（1）能正确描述危重患者转运的目的。

（2）能正确阐述危重患者转运前的基本要求。

（3）能正确阐述转运过程中患者的监测内容。

（4）能准确说出患者转运目的地后转运人员与接受科室的交接内容。

### （三）技能目标

（1）能结合患者病情与治疗方案，快速做好转运前患者的充分评估和准备。

（2）能结合患者病情与治疗方案，快速明确转运人员、转运路线和接受科室。

（3）能结合患者病情与治疗方案，快速做好转运仪器、设备和药品的准备。

（4）在转运过程中严密监测患者并配合医生对突发事件的做出应急处理。

## 二、操作流程概述

### （一）目的

（1）使急危重症患者能够在更合适的医疗单元获得更加专业的医疗或护理照护，获得更理想的预后。

（2）提高转运的安全性，减少不良事件的发生，安全转运对降低患者的病死率及伤残率有着积极的意义。

### （二）评估

1. 操作方案评估　转运目的是寻求或完成更好的诊治措施以改善患者的预后，只有当获益大于风险的情况下才推荐转运；如果不能达到上述目的，则应重新评估转运的必要性。通常，在现有条件下积极处理后血流动力学仍不稳定、不能维持有效气道开放、通气及氧合的患者，不宜转运。然而，对于需立即外科手术干预的急症（如胸、腹主动脉瘤破裂等），视病情与条件仍可积极转运。根据患者病情治疗需求确定院内或者院际转运。

2. 患者评估　转运开始前应告知转运的必要性和潜在风险，获得患者、家属或其法定代理人的知情同意并签字。尽可能维持患者呼吸、循环功能稳定，并有针对性地对原发疾病进行处理。①首先应确认转运患者身份。②充分评估患者的病情包括意识、瞳孔、生命体征等。③评估患者的气道安全性。对于高风险的患者，应积极建立人工气道，标定气管插管深度并妥善固定，充分吸痰以确保气道通畅。对于机械通气的患者，出发前应选择合适的氧气供应装置。④对于躁动的患者，给予适当镇痛、镇静处理。⑤保持静脉通路通畅。低血容量患者转运前需进行有效的液体复苏，必要时使用血管活性药物维持循环功能稳定。待血流动力学基本稳定（收缩压≥90 mmHg，平均动脉压≥65 mmHg）后，方可转运。⑥转运前对原发疾病需有针对性地进行处理。创伤患者在转运过程中应使用颈托等保持脊柱稳定;转运前必须控制可严重影响呼吸循环的高热惊厥、癫痫发作并预防复发;颅内高压患者需经适当处理使颅内压降至正常水平后方能转运;肠梗阻和机械通气患者需安置鼻胃管;转运时间较长或使用利尿剂的患者,转运前需留置尿管;如果有指征,在转运前应完成胸腔闭式引流,且在转运全程中引流瓶/袋必须保持夹闭。

3. 转运人员评估 危重症患者转运应由接受过专业训练、具备重症患者转运及抢救能力的医务人员,以及1名工勤人员实施。对于病情不稳定的患者,必须由1名医师参与转运;病情稳定的重症患者,可以由受过专门训练的护士完成转运。确定转运过程的负责,转运人员应接受包括基本生命支持、高级生命支持、人工气道建立机械通气、休克救治、心律失常识别与处理等专业培训,能熟练操作转运设备,监测患者转运途中病情变化,并能迅速配合医生进行处理。患者到达接收科室或医院后,应与接收人员进行全面交接。若患者未移交(如行CT检查等),转运人员需一直陪护患者直至转入病房。

4. 转运仪器设备及药品评估 一旦作出转运决定,转出科室需立即与接收科室或医院全面沟通患者病情,了解床位、设备准备及转运工具情况,告知出发时间及预计到达时间,检查所有转运设备都必须能够通过转运途中的电梯、门廊等通道,转运人员须确保所有转运设备正常运转并满足转运要求。所有电子设备都应能电池驱动并保证充足的电量,功能良好。院内转运患者时,最好配备具有储存功能便携式监测仪,以便回顾转运过程中患者的资料。输注血管活性药物应配备注射泵,人工气道患者配备转运呼吸机。院际转运重症患者应使用专业的且满足抢救监护型标准的转运救护车。车内需配备除颤器,必要时需有创压力监测装置,以便转运途中进行有创动脉血压、中心静脉压等有创压力监测。同时,应准备适合不同患者的各种型号气管插管包及环甲膜穿刺设备。接收科室或医院应所有准备工作就位,确保患者到达后能及时接受监测检查或治疗。

院内转运应配备基本的复苏用药,包括肾上腺素和抗心律失常药物,以备转运途中患者突发心搏骤停或心律失常。接收科室应配备更加全面的急救药物。根据转运患者的病情,还应配备相应的药物。院际转运的药物配备,应强调紧急抢救复苏时用药以及维持生命体征平稳用药,病情特殊者还应携带相应的药物。

### (三) 计划

1. 环境准备 确认最佳转运路线、专用电梯、接受科室或医院准备良好。

2. 患者准备 患者及家属知情同意;了解转运目的、转运方式、转运途中配合要点;转运开始前应尽可能维持患者呼吸、循环功能稳定,并有针对性地对原发疾病进行处理。

3. 人员准备 转运团队由医护及转运工人组成。医护人员有相应资质,受过专业知识培训,能熟练操作各类转运仪器设备,病情变化时能积极参与抢救。在转运过程中,所有人员需做好相应防护,确保自身安全。

4. 用物准备

1) 院内转运 ①仪器与设备:根据患者病情准备所需要的转运床、便携监护仪、转运呼吸机、吸氧装置、吸引装置、微量泵、除颤器、转运箱(简易呼吸器、可视喉镜、气管插管、导丝、吸痰管、牙垫、听诊器、胶布、纱布、输液器、空针、手套、手电筒），个别患者需要 $I_A$ 血压、膜肺氧合等。②药品：患者正在使用的血管活性药物（如多巴胺、去甲肾上腺素等）以及基本的复苏用药（如肾上腺素、抗心律失常药物或专科急救药物）。

2）院际转运　①仪器与设备：除院内转运仪器及设备外，还应根据患者病情选择符合专业转运重症患者抢救监护型的救护车、直升机等转运工具；装备应附加蓄电池、发电机，医疗舱中插座不少于 3 个；根据病情配备压力监测装置，以及适合不同患者的各种型号气管插管包和环甲膜穿刺设备等。②院际转运药物配备强调紧急抢救复苏时用药，以及为维持生命体征平稳的用药；病情特殊者还应携带相应的药物。

**（四）实施**

图 6-9-1　危重患者转运操作流程图

**（五）评价**

图 6-9-2　危重患者转运操作评价表

## 三、案例详情与思维解析

### （一）案例一

> 患者，王××，男，76 岁，身高 172 cm，体重 75 kg，已婚。因突发呕血约 500 ml，伴有少许胃内容物及血凝块，急诊入院。入院时，患者意识模糊、大汗淋漓、面色苍白、呼吸急促、口唇青紫、四肢冰冷。查体：体温 35.8 ℃，脉搏 128 次/分，呼吸 32 次/分，血压 79/38 mmHg，血氧饱和度 86%。立即通知医生，急诊予以气管插管呼吸机辅助呼吸，止血、备血，快速补液、升压药物等治疗，并邀请消化科医生会诊。经评估，患者需立即收治监护室，行床边胃镜检查等后续治疗。经急诊暂时治疗处理后，患者血压 92/56 mmHg，血氧饱和度 93%。医生与家属谈话，家属签署知情同意书并办理入院，随后安排尽快转运。由医护工勤人员准备用物后参与转运，保证患者转运途中安全，并与监护室做好转运交接。

1. 操作任务　危重症患者院内转运。

2. 思维解析

1）转运方案评估　根据患者疾病救治需要，经家属签署知情同意后，医嘱予以患者转运至院内监护室继续治疗。按照规定路线选择转运床转运，通过电话与监护室沟通患者病情，并做好接收患者的准备。

2）患者评估　患者脉搏 128 次/分，血压 79/38 mmHg，意识模糊，面色苍白，大汗淋漓，四肢冰冷，提示患者存在失血性休克。予以建立 2 条静脉通路，快速补液并升压药物后，患者血压 92/56 mmHg，循环被稳定。患者呕血后呼吸急促，口唇青紫，血氧饱和度 86%，提示有窒息可能。急诊给予气管插管，呼吸机辅助呼吸。转运时标记气管插管刻度，充分吸痰，稳定呼吸，降低转运途中的风险。

3）人员准备　通过电话与监护室沟通患者转运时间,通知工勤人员,联系专用电梯,安排抢救的医生、护士参与转运。及时填写转运评估单,做好护理文件记录。转运时至少有一名参与抢救且具备相应资质的护士随行。医护人员需要经过危重症转运相关知识和临床培训。转运途中监测患者的生命体征变化,确保管路的安全,并在患者出现紧急情况时及时予以抢救。转运到病区后,向接收科室做好患者病情交接班。

4）用物准备　根据以上评估,仪器设备包括转运床、转运呼吸机、便携式监护仪、微量泵、抢救箱,其他包括抢救用肾上腺素、胶体补液或血液。

5）健康教育　患者血压低、人工气道以及再次出血均增加了转运途中风险。转运途中需严密监测患者生命体征,特别是血压的变化,做好气管插管的保护,并约束患者双上肢。与工勤人员确认转运路线及推转运床的推行速度,确保上下坡时患者的安全。安全转运到病区后,要确保换床过程中患者的安全。

### (二) 案例二

> 患者,田××,女,62岁,身高155 cm,体重58 kg。患者1周前出现咳嗽,咳淡血性痰,低热盗汗,自服抗菌药物后症状无改善,胸片提示肺部阴影,为进一步治疗收治入院。入院后,患者偶感胸闷乏力,食欲减退,睡眠一般。实验室检查:血常规中白细胞计数$11.7×10^9/L$,痰涂片检查发现结核分枝杆菌阳性。查体:体温37.3℃,脉搏82次/分,呼吸20次/分,血压114/62 mmHg,血氧饱和度97%。胸部CT检查:右肺中上叶有空洞。医生诊断"肺结核",将患者安置于单间隔离病室,专人护理,医务人员做好防护,按照传染病流程上报医务科。根据病情需要转至专科医院继续治疗,联系专科医院并沟通患者病情,安排专车进行转运。

1. 操作任务　危重症患者院际转运。

2. 思维解析

1）治疗方案评估　患者目前因肺结核需转运至专科医院继续治疗,肺结核为传染性疾病,按照院际转运要求安排专用转运车进行转运。

2）患者评估　有咳嗽症状,咳淡血性痰,偶感胸闷乏力,食欲减退,睡眠一般,生命体征暂时平稳,需要携带专科治疗药物。

3）用物准备　根据以上评估,安全转运需要专用转运车,通知医务人员做好标准防护。

4）健康教育　患者和家属及医务人员均需做好防护,避免交叉感染,严格按照国家要求配备转运车。

### 四、临床思维要点

危重症患者安全转运思维要点在于将转运前充分的评估准备工作,与患者转运途中严密监测并处理突发事件相结合进行思考。首先,要充分评估转运需求,经患者或家属知情同意后,根据转运方案进行转运前的准备。根据患者病情,选择合适的转运人员及路线,做好仪器设备及药物的充分准备。转运途中,严密监测患者生命体征等情况,积极处理突发事件并配合医生抢救。做到"四个有效",即有效观察、有效持续治疗、有效转送和有效抢救。患者转运到接收科室或医院后,转运人员和接收人员共同安置患者,生命体征平稳后做好交接班并记录。

## 五、自我测试

自我测试 6-9-1

# 第七章　社区护理技能的临床思维

## 第一节　家　庭　访　视

家庭访视是指在服务对象家中,为了维持和促进个人、家庭和社区的健康,对访视对象及其家庭成员进行有目的的护理服务活动。

### 一、学习目标

#### (一) 素养目标

(1) 能与服务对象家庭进行有效沟通,具有爱心、耐心及责任心。

(2) 具有保护服务对象家庭隐私及维护自身权益的法律意识。

(3) 具有同理心及尊重服务对象家庭意愿的职业精神。

#### (二) 知识目标

(1) 能正确描述家庭访视的定义。

(2) 能正确阐述家庭访视的目的。

(3) 能正确阐述家庭访视的类型。

(4) 能准确说出家庭访视中的注意事项。

#### (三) 技能目标

(1) 能结合患者病情及访视的目的,确定家庭访视的类型。

(2) 能结合访视的目的及患者病情,在访视前进行全面充分的准备。

(3) 能结合访视的目的及患者病情,正确完成访视中的工作。

(4) 能在访视后正确完成后续相关工作。

### 二、操作流程概述

#### (一) 目的

(1) 为居家的病、伤、残者提供各种必要的保健和护理服务。

(2) 为服务对象及其家庭提供有关健康促进和疾病预防的知识与全面的医疗服务。

(3) 对家庭做出健康评估,及时发现潜在或现存的健康问题。

(4) 充分发挥家庭功能,建立有效的支持系统,促进家庭成员之间的关心理解及各种健康资源的充分利用。

（5）消除家庭环境中的不安全、致病因素，确保家庭环境的健康。

## （二）评估

1. 操作方案评估　优先访视有以下问题的家庭：①影响人数多；②对生命有严重影响；③易产生疾病后遗症；④利用卫生资源能控制疾病。

访视前必须先确定访视目的，再确定访视中的具体程序。家庭访视的类型有以下几种：①评估性家庭访视：对家庭进行评估，主要用于存在家庭问题或心理问题的患者以及老年人、体弱或残疾人的家庭。②预防保健性家庭访视：目的是预防疾病和促进健康，主要用于妇幼保健性家庭访视。③连续照顾性家庭访视：为居家患者提供连续性护理服务，主要用于患有慢性病、需要康复护理的患者，以及临终患者的居家护理。④急诊性家庭访视：处理临时性紧急情况，如急救护理等。

2. 患者评估　访视前应联络被访家庭，电话联系或根据预约，确定访视日期和具体时间，然后根据具体情况安排家庭访视路线。评估访视对象的病情和需求，心理反应、情绪及配合程度，以及是否了解本次家庭访视的目的、过程、方法、注意事项及配合要点。

## （三）计划

1. 环境准备　安静舒适的物理环境，和谐的人际环境。

2. 患者准备　了解本次家庭访视的目的、过程、方法、注意事项及配合要点，具有积极配合的态度。

3. 护士准备　着装整洁，与访视家庭取得联系，确定访视目标，做好安全评估。

4. 用物准备

1）基本物品　体检工具（体温计、血压计、听诊器、手电筒、量尺等）、常用消毒物品和器械（酒精、棉球、纱布、剪刀、止血钳等）、隔离用物（消毒手套、围裙、口罩、帽子、工作衣等）、常用药物及注射工具、其他（记录单、健康教育材料及联系地图、电话本等）。

2）增设的访视物品　例如，对新生儿访视时增加体重秤、有关母乳喂养和预防接种的宣传材料等；进行导管家庭护理时，增加留置导尿管、T管、鼻饲管、引流袋等。

## （四）实施

🌐　图7-1-1　家庭访视操作流程图

## （五）评价

🌐　图7-1-2　家庭访视操作评价表

## 三、案例详情与思维解析

### （一）案例一

患者，张××，女，26岁，小学教师，已婚，初产妇。7天前难产（经产钳）娩出一男婴，出生时体重3kg，身长52cm。社区护士上门对其进行第一次产后家庭访视。

目前,新生儿体重2.9 kg,时常哭,为母乳喂养。张女士反映,现在每隔1小时就要喂一次奶,新生儿吃奶的过程中经常睡着,可是稍微有一点动静就惊醒并哭闹,感觉孩子好像吃不饱,同时体重也比出生时低。

1. 操作任务　对患者进行母乳喂养指导。

2. 思维解析

1) 操作方案评估　此次家庭访视是产后访视,属于预防保健性家庭访视,目的是帮助访视家庭预防疾病和促进健康。

2) 访视物品的准备　除基本物品外,还需根据访视的目的和对象增设访视物品。例如,对新生儿访视时,需增加体重秤、母乳喂养宣传材料等。

3) 访视中的工作　因是初次访视,应按照以下流程进行:自我介绍→提供访视信息→评估→计划→实施→简要记录→结束访视。

4) 健康指导　①生理性体重下降:新生儿出生后1周内,通常会出现生理性体重下降,一般7~10天复原。若体重下降超过10%或至第10天仍未恢复到出生时体重,则为病理状态,必要时指导就医。②饥饿、哭闹:出生后2~3周是婴儿快速生长阶段之一,该阶段婴儿会不停地想吃奶,这属于正常现象。只要出生后生理性体重下降不超过出生体重的7%,就应该坚持纯母乳喂养,不需要给婴儿喂食其他液体,建议增加哺乳频次,每小时1次。如果4~5天后,这种频繁喂养模式未解决婴儿饥饿问题,可考虑请医生评估婴儿,或请母乳专家评估喂养过程。

（二）案例二

患者,李××,男,80岁,离休干部。3个月前在家突然昏倒,送医院被诊断为脑出血。经过积极抢救后患者病情稳定。出院后,患者生活不能自理,一直卧床,神志清,能对答,左侧肢体偏瘫,大小便失禁,长期留置导尿管。其老伴刘女士,78岁,因子女未在身边,照顾失能患者力不从心,申请对患者进行日常生活自理能力评定。经评定,患者达到长期失能护理需求等级,社区护理站定期派护理人员上门为患者提供服务。今日上门访视,患者自述腹部胀痛,集尿袋中尿液浑浊,有絮状物沉淀。检查发现患者尿道口处有较多分泌物。经询问,患者一般2天会用消毒棉球擦拭尿道口1次。护士在4周前的访视中为患者更换过尿管,集尿袋已1周没有更换。患者反映,昨天晚上尿液开始减少,今天早上到现在,已有4小时未见尿液流出。

1. 操作任务　为患者进行留置导尿管护理。

2. 思维解析

1) 操作方案评估　此次家庭访视属于连续照顾性家庭访视,目的是为居家患者提供连续性护理服务。

2) 访视物品的准备　除基本物品外,还需根据访视的目的和对象增设访视物品。因该患者长期留置导尿管,应增添留置导尿的操作用物,如一次性导尿包。

3)患者评估　患者长期卧床,大小便失禁,留置导尿管,提示患者存在泌尿系统逆行感染的基础。患者4周前更换过尿管,集尿袋超过1周没有更换,且每2天才会消毒导尿口1次,提示患者有泌尿系统逆行性感染的诱发因素。患者突发尿液未流出,腹部胀痛,尿液混浊,尿道口有较多分泌物,提示患者出现泌尿系统感染,尿液混浊沉淀导致尿管堵塞。因此,应更换导尿管,检查尿常规,必要时遵医嘱给予膀胱冲洗。

4)防止泌尿系统逆行性感染　保持尿道口清洁,每天消毒1～2次;每周更换集尿袋1～2次,若尿液性状、颜色改变需及时更换,定时排空集尿袋并记录尿量;定期更换导尿管,更换频率由导尿管材质决定,一般1～4周更换1次。

5)健康教育　向患者及其家属讲解留置导尿管的护理方法,使其认识到预防泌尿道感染的重要性,主动参与护理。鼓励患者每天摄入足量液体,尿量保持在2000 ml以上,达到自然冲洗尿道的目的。保持引流通畅,避免导尿管受压、扭曲、堵塞。活动时,集尿袋不得超过膀胱高度,以防尿液逆流。

### 四、临床思维要点

家庭访视临床思维要点在于运用家庭访视的程序,在服务对象的家中完成对家庭护理服务对象的预防保健、健康促进、护理照顾和康复护理工作。整个程序分为访视前、访视中、访视后3个阶段。访视前,要注意必须先明确访视类型及访视目的,根据访视目的和访视对象进行用物的选择与准备。访视中,工作思维应按照护理程序进行。访视后,应注意物品的补充,及时整理和补充家庭访视记录并总结,修改完善护理计划,并与其他社区工作人员协调合作。在家庭访视过程中,除注意着装和态度外,还需注意访视时间以1小时以内为宜,以及特殊情况(如敌意、暴力、不安全等因素)的应对。

### 五、自我测试

自我测试7-1-1

## 第二节　社区健康档案管理

社区居民健康档案是医疗卫生机构为城乡居民提供医疗卫生服务过程的规范记录。它以居民个人健康为核心,贯穿整个生命过程,涵盖各种健康相关因素,是一种系统化的文件记录。

### 一、学习目标

#### (一)素养目标

(1)能与患者有效沟通,并规范记录。
(2)具有科学严谨的态度,客观、准确地了解真实情况。

（3）具有保密观念，充分保障当事人权利，不得随意泄露当事人的隐私信息。

## （二）知识目标

（1）能正确描述健康档案的定义。

（2）能正确阐述建立健康档案的目的。

（3）能正确阐述居民健康档案的内容。

## （三）技能目标

（1）能为社区服务对象建立健康档案。

（2）能对社区居民健康档案按照流程进行管理。

# 二、操作流程概述

## （一）目的

（1）满足城乡居民卫生服务需求，提高自我保健能力。

（2）开展循证个体医疗服务，实施医疗、预防、保健等医学措施。

（3）实施循证群体健康管理。

（4）提供科研教学资源。

（5）满足健康决策需求。

（6）评价服务质量。

## （二）社区居民健康档案的内容

1. 健康档案封面　包括个人姓名、现住址、户籍地址、联系电话、乡镇（街道）名称、村（居）委会名称、建档单位、建档人、责任医生、建档日期。封面页包括居民对应的 17 位编码，该编码是以国家统一的行政区划代码与居民建档顺序相结合进行编制，并将建档居民的身份证号作为身份识别码，每个居民拥有唯一的健康档案编码。

2. 个人基本信息表　包括个人基础信息和基本健康信息。个人基础信息包括姓名、性别、出生日期、常住地、文化程度、职业、婚姻状况、医疗费用支付形式等。基本健康信息包括药物过敏史、暴露史、既往史、家族史、遗传病史、残疾情况和生活环境等。

3. 健康体检表　根据居民首次建档健康检查及重点人群年度健康检查的项目填写。主要包括症状、一般状况、生活方式、脏器功能、查体、辅助检查、主要现存健康问题、住院治疗情况、主要用药情况、非免疫规划预防接种史、健康评价及健康指导。

4. 诊疗服务记录　包括接诊、会诊、双向转诊记录。

5. 重点人群健康管理档案

1）儿童健康管理服务记录　针对 0～6 岁儿童，根据其不同年龄阶段填写健康检查记录表，记录内容也有所差别。

2）孕产妇健康管理服务记录　根据孕早、中、晚期健康管理内容，包括第 1 次产前随访服务记录、第 2～5 次产前随访服务记录、产后访视记录、产后 42 天健康检查记录。

3）老年人健康管理记录　包括生活方式、健康评估、体格检查、辅助检查、健康指导、中医药健康管理等服务内容的记录信息。

4）高血压患者和 2 型糖尿病患者的健康管理服务记录　包括患者的症状和体征、辅助检查、生活方式指导、用药情况、服药依从性、药物不良反应、随访分类、随访监测记录等。

5）严重精神障碍患者健康管理服务记录　除需填写个人信息外,还应填写严重精神障碍患者个人信息补充表,在每次随访时还应填写随访服务记录表。

6）肺结核患者健康管理服务记录　针对辖区内确诊的常住肺结核患者,实施随访服务并由医生填写记录表。

### （三）社区居民健康档案的建立

🌐 图 7-2-1　确定建档对象流程图

### （四）社区居民健康档案的使用与管理

🌐 图 7-2-2　社区居民健康档案管理流程图

### （五）评价

🌐 图 7-2-3　社区居民健康档案管理评价表

## 三、案例详情与思维解析

### （一）案例一

> 患者,吴××,男,66 岁,退休干部。最近常觉得头晕头胀,爬楼后心慌心悸。今天至社区卫生服务中心就诊。全科门诊医生接诊后,为其测量血压为 148/92 mmHg,心脏听诊心律齐。心电图检查提示:窦性心律,T 波低平。结合患者临床表现及检查结果,诊断为"原发性高血压病",开具降压药物。护士向其讲解了建立健康档案的意义,为其建立健康档案,将其纳入高血压患者社区规范化管理名单。

1. 操作任务　为患者建立社区居民健康档案。

2. 思维解析

1）建立社区健康档案的意义　该患者患有原发性高血压,系统完善的社区居民健康档案可以帮助全科医生团队了解患者的健康问题、健康需求及其发生发展的相关背景。通过掌握并利用社区和家庭资源,医生可以为患者做出正确的临床判断和决策,提供综合性、连续性和高质量的医疗保健服务。特别是电子健康档案的建立,能够帮助社区护士根据需要对该患者进行分类管理,以便为其提供更优质、更方便的社区卫生服务。

2）建档对象　包括辖区内常住居民(居住半年以上的户籍及非户籍居民)。其中,0～6 岁儿童、孕产妇、老年人、慢性病患者、严重精神障碍患者和肺结核患者等人群为重点建档对象。该患者是辖区常住居民,且为老年人,同时患有原发性高血压,属于优先建档对象。

3）建档方式　乡镇卫生院、村卫生室、社区卫生服务中心(站)负责首次建立居民健康档案。建档分为两种方式,即个别建档和随访建档。该患者作为辖区居民到社区卫生服务中心接受服务时,由医务人员负责为其建立居民健康档案。医务人员根据患者的主要健康问题和服务提供情况填写相应记录,并为其填写并发放居民健康档案信息卡,属于个别建档。

4)建档原则 社区健康档案的建立,应首先遵循自愿与引导相结合的原则。此外,在建档过程中,还要体现以下建档要求:

(1)完善性:积极主动发现患者及其家庭的相关健康问题,不断完善健康档案的内容。

(2)前瞻性:在资料收集阶段,应注意收集与患者健康问题有关的所有信息资料,重视将来可能对患者、家庭、社区健康带来影响的健康问题及其影响因素。

(3)动态性:向患者说明初次建立健康档案时,资料的收集有限,随着时间的变化很多信息需要进一步完善,发生变化的资料也要及时更新。

(4)客观性和准确性:本着客观的原则,以科学严谨的态度,深入观察,了解准确和真实的情况,规范记录。

(5)保密性:向患者充分说明当事人的权利;在安静私密的环境中为患者建立健康档案;说明健康档案中的个人隐私信息受到保护,不会随意泄露等。

**(二)案例二**

> 患者,陈××,男,30岁,在一家网络公司工作,与妻子及女儿共同生活。患者此次因咳嗽咳痰2周,伴痰中带血,到社区卫生服务中心就诊。医生根据其症状、体征及胸部摄片结果,将其转诊至结核病定点医院进一步检查。目前该患者已确诊患有肺结核,且痰涂片检测阳性,正在定点医院住院治疗。此前,该患者已建立过居民健康档案,其所属社区卫生服务中心使用电子健康档案信息系统。

1. 操作任务 对患者的居民健康档案进行使用和维护。

2. 思维解析

1)健康档案的使用 患者是已建档的居民,到社区卫生服务中心复诊时应持居民健康信息卡(或医疗保健卡)。在调取其健康档案后,由接诊医师根据复诊情况,及时更新、补充相应记录内容。接诊记录是居民由于急性或短期健康问题接受咨询或医疗卫生服务时使用,记录信息应如实反映居民接受服务的全过程。若患者需要转诊,由接诊医师填写转诊、会诊记录。会诊记录通常在居民接受会诊时使用,由责任医师填写会诊原因、会诊意见等。双向转诊转出时需填写双向转诊记录单,内容包括患者病情初步判断、主要现病史、既往史、治疗经过、康复建议等。患者所有的服务记录由负责医护人员或档案管理人员统一汇总、及时归档。

2)健康档案信息的管理 按照国家有关专项服务规范要求,记录内容应齐全完整、真实准确、书写规范、基础内容无缺失。各类检查报告单据和转诊、会诊的相关记录应粘贴留存归档,如果服务对象需要可提供副本。对于已建立电子版化验和检查报告单据的机构,化验及检查报告单据交由居民留存。要建立健全健康档案管理的规章制度,妥善保存与维护健康档案,做到动态管理与信息更新,完善电子健康档案。

3)重点人群健康管理档案 患者确诊为肺结核,需填写肺结核患者健康管理服务记录。针对辖区内确诊的常住肺结核患者,实施随访服务并由医生填写记录表。在首次入户访视后,需填写肺结核患者第一次入户随访记录表。若继续为肺结核患者实施随访服务,则需填写肺结核患者随访服务记录表,内容与初次入户随访记录表相似,主要增加了药物不良反应、并发症或合并症、转诊情况及处理意见等信息。若需要对肺结核患者终止随访服务,则在记录表中需具体写出停止治疗的原因及全程管理情况等信息。

### 四、临床思维要点

社区健康档案管理的临床思维要点在于将建立健康档案的意义向服务对象充分有针对性地说明,遵循自愿与引导相结合的原则建立健康档案;对居民健康档案的格式是有明确规定及统一格式的,要特别注意建立相应的重点人群健康管理档案;确定建档对象时,要对服务对象进行分类,采取恰当的建档方式;建立健康档案的过程中,应体现完善性、前瞻性、动态性、客观性和准确性、保密性的原则;应根据服务对象的具体情况做好健康档案的动态更新与管理。

### 五、自我测试

自我测试 7-2-1

# 第三节 慢性病社区管理

慢性非传染性疾病简称慢性病,是发病隐匿、病程长且病情迁延不愈、缺乏明确的传染性生物病因证据、病因复杂或病因未完全确认的一类疾病的概括性总称。慢性病社区管理是以社区为单位,以社区内影响人群健康且发病率较高的慢性病患者和高危人群为工作对象,通过社区卫生服务人员采取有计划的指导和干预,从而降低疾病的发病率、致残率和死亡率,提高治愈率的健康管理方法。

## 一、学习目标

### (一)素养目标

(1)能与患者有效沟通,缓解患者焦虑情绪。

(2)具有关心患者、平等待人的护理职业精神。

(3)具有健康整体观和群体观。

### (二)知识目标

(1)能正确描述慢性病及慢性病社区管理的定义。

(2)能正确阐述慢性病社区管理的目的。

(3)能正确阐述高血压社区管理的内容。

（4）能正确阐述糖尿病社区管理内容。

### （三）技能目标

（1）能结合高血压患者的情况，正确实施社区管理。

（2）能结合糖尿病患者的情况，正确实施社区管理。

## 二、操作流程概述

### （一）目的

（1）加强健康教育，提升全民健康素质。开展防治慢性病的全民教育，倡导健康文明的生活方式，教育引导群众树立正确健康观。

（2）早诊早治，降低高危人群发病风险。促进慢性病早期发现，加强健康体检规范化管理，推动慢性病筛查。

（3）强化规范诊疗，提高治疗效果。落实分级诊疗制度，实现全流程健康管理，从根本上延缓慢性病的发展。

（4）统筹社会资源，减轻群众就医负担。发挥社区优势，合理利用卫生资源，完善医保和救助政策，降低医疗费用。

### （二）高血压的社区管理

1. **高血压筛查**　要求对辖区内 35 岁及以上常住居民，每年在其第一次到乡镇卫生院、村卫生室、社区卫生服务中心（站）就诊时，为其免费测量血压。对第一次发现收缩压 ≥140 mmHg 和/或舒张压 ≥90 mmHg 的居民，在排除可能引起血压升高的因素后，预约其复查。经非同日 3 次测量血压高于正常值，可初步诊断为高血压。如有必要，建议转诊到上级医院进行确诊，2 周内随访转诊结果。确诊的原发性高血压患者应纳入高血压患者健康管理。对可疑继发性高血压患者，及时转诊。建议高危人群每半年至少测量 1 次血压，并接受医务人员的生活方式指导。

2. **随访评估**　对原发性高血压患者，每年要提供至少 4 次面对面的随访。随访内容包括：①测量血压并评估是否存在危急情况或不能处理的其他疾病。若有此情况，需在处理后紧急转诊；对于紧急转诊者，应在 2 周内主动随访转诊情况。②若不需紧急转诊，询问上次随访到此次随访期间的症状。③测量体重、心率，计算体重指数（BMI）。④询问患者疾病情况和生活方式。⑤了解患者服药情况。

图 7-3-1　高血压患者的随访流程图

3. **分类干预**　①对于血压控制满意、无药物不良反应且无新发并发症，或原有并发症无加重的患者，预约下一次随访时间。②对第一次出现血压控制不满意或出现药物不良反应的患者，结合其服药依从性，调整现用药物剂量、更换或增加不同类的降压药物，2 周内随访。③对连续两次出现血压控制不满意或药物不良反应难以控制，以及出现新的并发症或原有并发症加重的患者，建议其转诊到上级医院，2 周内主动随访转诊情况。④对所有患者进行有针对性的健康教育，与患者一起制定生活方式改进目标，并在下一次随访时评估进展。告知患者出现哪些异常时应立即就诊。

4. 健康体检　对原发性高血压患者,每年进行1次较全面的健康检查。

### (三) 糖尿病的社区管理

1. 糖尿病筛查　对工作中发现的2型糖尿病高危人群进行有针对性的健康教育,每年至少测量1次空腹血糖,并接受医务人员的健康指导。

2. 随访评估　对确诊的2型糖尿病患者,每年提供4次免费空腹血糖检测,至少进行4次面对面随访。随访内容包括:①测量空腹血糖和血压,并评估是否存在危急情况,或存在不能处理的其他疾病。如有此类情况需在处理后紧急转诊。对于紧急转诊者,乡镇卫生院、村卫生室、社区卫生服务中心(站)应在2周内主动随访转诊情况。②若不需紧急转诊,询问上次随访到此次随访期间的症状。③测量体重,计算BMI,检查足背动脉搏动。④询问患者疾病情况和生活方式。⑤了解患者服药情况。

　图7-3-2　糖尿病患者的随访流程图

3. 分类干预　①对于血糖控制满意、无药物不良反应、无新发并发症或原有并发症无加重的患者,预约进行下一次随访。②对于第一次出现空腹血糖控制不满意或药物不良反应的患者,结合其服药依从情况进行指导,必要时增加现有药物剂量、更换或增加不同类的降糖药物,2周内随访。③对连续两次出现空腹血糖控制不满意或药物不良反应难以控制,以及出现新的并发症或原有并发症加重的患者,建议其转诊到上级医院,2周内主动随访转诊情况。④对所有的患者进行针对性的健康教育,与患者一起制订生活方式改进目标,并在下一次随访时开展评估。告知患者出现哪些异常时应立即就诊。

4. 健康体检　对确诊的2型糖尿病患者,每年进行1次较全面的健康检查。

### (四) 评价

　图7-3-3　慢性病患者的随访评价表

## 三、案例详情与思维解析

### (一) 案例一

患者,赵××,男,55岁,出租车司机。已婚,育有一子。患者主诉头晕头痛断断续续1个月,昨天开车突然有几秒钟看不清楚,吃完饭后站起来还有眼前发黑的现象。患者休息10分钟后,护士为他测量了血压、身高和体重,血压160/96mmHg,身高168cm,体重72kg。经询问,患者平素体健,有30年吸烟史,现每天吸烟20支,无饮酒史,平时喜欢咸食,有高血压家族史。经常夜班开出租车,休息不好,精神也较为紧张。请为患者进行高血压相关健康指导。

1. 操作任务　为患者进行高血压相关健康指导。

2. 思维解析

1) 高血压筛查　患者为辖区内35岁及以上常住居民,符合高血压筛查条件,可在每年首次到乡镇卫生院、村卫生室、社区卫生服务中心(站)就诊时为其免费测量血压。

2) 高血压诊断　患者是第一次发现收缩压≥140 mmHg 和/或舒张压≥90 mmHg,需在排除可能引起血压升高的因素后,如精神紧张、睡眠不足等,预约其复查。经非同日 3 次测量血压高于正常值,才可初步诊断为高血压。

3) 健康教育　经评估,患者存在多项高血压高危因素,包括超重、高钠低钾膳食、吸烟、缺少活动、精神紧张、高血压家族史、年龄≥55 岁。除高血压家族史和年龄外,其他因素均为可改变的危险因素。因此,健康指导应围绕减重、限盐、戒烟、增加体育锻炼、保证心理平衡等方面展开。

### (二) 案例二

> 患者,马××,女,69 岁,退休工人,高中文化。13 年前确诊为 2 型糖尿病,现接受胰岛素药物治疗。患者午饭前注射了胰岛素,因家中事情繁忙,匆匆吃了几口饭,就开始做家务,突然感觉头晕眼花,全身没力气。患者大汗淋漓,脸色苍白,双手微微颤抖,神志清楚。护士立即为马女士测指末血糖,结果为 3.5 mmol/L,并配合医生对其进行了紧急处理,患者目前状况已好转。请对患者进行糖尿病相关健康指导。

1. 操作任务　对患者进行糖尿病相关健康指导

2. 思维解析

1) 随访评估　患者是确诊的 2 型糖尿病患者,目前正在接受胰岛素药物治疗。结合患者头晕、心慌、出虚汗、双手颤抖、面色苍白的症状,应立即测定血糖水平。若血糖水平≤3.9 mmol/L,即可明确该患者出现了低血糖,属于随访评估中的危险情况之一,须在处理后紧急转诊。对于紧急转诊者,应在 2 周内主动随访转诊情况。

2) 病因分析　对于糖尿病患者,低血糖多由进食量过少、药物应用剂量过大、用法不当、不适当的运动等引起。病情轻者表现为心悸、大汗、无力、手抖、饥饿感等,严重者可出现意识模糊、嗜睡、抽搐、昏迷甚至死亡。本例患者注射胰岛素后进食量少,活动量增加,导致低血糖。说明该患者需要加强对胰岛素药物治疗的指导。

3) 低血糖的紧急处理　患者经血糖测定确诊为低血糖,若有糖类食品(水果糖、白砂糖、果汁等),应立即食用 15~20 g;若无相关食品,需建立静脉通路,遵医嘱予以 50% 葡萄糖注射液 40 ml 静脉注射。15 分钟后再次监测血糖。若低血糖已纠正,则后续应分析发生低血糖的原因,遵医嘱调整用药,注意观察有无诱发心脑血管疾病。若低血糖仍未纠正,则遵医嘱静脉注射 5% 或 10% 葡萄糖溶液,或加用糖皮质激素,并继续监测血糖。

4) 低血糖预防指导　针对该患者的健康问题及相关因素,应着重围绕以下几个方面进行指导:①遵医嘱服药,定时定量。胰岛素注射过早、过量很容易引起低血糖。若发生食欲减退、进食量少或呕吐、腹泻时,应相应减少药物剂量;活动量增加时,要减少胰岛素的用量并及时加餐。②饮食应规律,定时定量。③运动要适时适量,糖尿病患者的运动最好在餐后 1~2 小时进行,选择强度适宜的运动,避免过量运动。④随身携带糖果,以备发生低血糖时急用。⑤随身携带糖尿病病情卡,以便其他人了解病情、紧急施救并通知家人。

### 四、临床思维要点

慢性病社区管理的临床思维要点在于将慢性病社区管理流程与患者疾病相结合进行思考。考虑到慢性病的病种多样,首先要由社区卫生服务机构通过健康体检、健康调查等方式收集健康信息。在所收集信息的基础上,确定居民的健康状况和危险因素,对患病人群和高危人群进行筛选。针对不同人群进行重点干预,同时开展慢性病群体的自我健康管理教育,以患者为中心,注重个体化,加强社会与家庭支持。

### 五、自我测试

自我测试 7 - 3 - 1

## 第四节 运动功能康复训练

运动功能障碍是脑卒中后最为常见且严重的功能障碍之一。脑卒中后的运动障碍多表现为一侧肢体不同程度的瘫痪或无力,即偏瘫,是致残的重要原因。运动功能康复训练可以促进肌肉收缩,保持关节的正常活动范围,预防长期卧床的并发症,使患者尽量做到生活自理,恢复从事社会活动的能力。

### 一、学习目标

#### (一)素养目标

(1)能与患者有效沟通,缓解患者焦虑情绪。
(2)能尊重患者人格及生命价值,能与患者共情。
(3)具有爱伤观念,训练时细致、耐心、全面。

#### (二)知识目标

(1)能正确阐述运动功能康复训练的目的。
(2)能正确阐述运动功能及平衡能力评定的方法。
(3)能准确说出偏瘫患者常用的体位。
(4)能准确说出偏瘫患者体位转换的过渡原则。

#### (三)技能目标

(1)能正确对患者进行日常生活活动能力的康复护理评估。
(2)能结合患者情况,正确实施更衣训练并进行康复护理指导。
(3)能结合患者情况,正确实施用餐训练并进行康复护理指导。

### 二、操作流程概述

#### (一)目的

(1)正确评定运动功能。运用简易的方法对患者进行评估,判断运动功能缺陷的程度,为制订运动康复计划提供依据。

（2）有效避免长期卧床的并发症。具有保持关节活动度,防止关节挛缩,预防压疮和肺部感染,改善周围循环的作用。

（3）使患者能够独立完成体位摆放、翻身、坐、站立和行走。帮助患者进行运动功能康复训练,使患者尽量做到生活自理,恢复从事社会活动的能力。

（4）提高患者自我康复护理能力。指导和帮助患者及其家属掌握运动功能康复的知识及技能,促进患者自我康复护理,降低致残率,促进健康,提高生活质量。

## （二）评估

1. 操作方案评估　主要包括运动功能评定和平衡功能评定。运动功能评定是对患者躯体运动模式、肌张力、肌肉协调能力等进行评定。Brunnstrom 六阶段评估法是目前应用较为普遍的肢体运动功能评定方法。修订的 Ashworth 痉挛评定量表是目前常用的较简单且易于掌握的肌张力评定量表。平衡功能评定可使用三级平衡评定法,具体分为:①一级平衡,即静态平衡;②二级平衡,即自动态平衡;③三级平衡,即他动态平衡。Berg 平衡评定（berg balance scale, BBS）是脑血管意外康复临床与研究中最常用的量表,共有 14 项检测内容,每项评分 0~4 分,满分 56 分。得分高表明平衡功能好,得分低表明平衡功能差。若得分<40 分,则提示有跌倒的危险。

2. 患者评估　包括患者的健康状况、躯体功能障碍（水平、性质、程度、范围）、平衡能力、协调能力、肌力、跌倒风险程度,心理反应、情绪及配合程度,以及是否了解运动功能康复训练目的、方法、注意事项及配合要点。

## （三）计划

1. 环境准备　安静、舒适的室内环境。

2. 患者准备　了解相关训练目的、方法、注意事项及配合要点。

3. 护士准备　衣帽整洁,修剪指甲,洗手,戴口罩。

4. 用物准备　①体位摆放:病床、枕头若干。②体位转换训练:病床、枕头、适用于患者功能状态的辅助器（靠背架、平衡杆、拐杖等）。

## （四）实施

图 7-4-1　运动功能康复训练流程图

## （五）评价

图 7-4-2　运动功能康复训练评价表

## 三、案例详情与思维解析

### （一）案例一

　　患者,李××,男,80 岁,退休工人,已婚,育有一子。2 周前,患者上厕所时不慎跌倒导致昏迷,送医院被诊断为脑出血。经过积极抢救,患者病情稳定,右侧肢体出现瘫痪，口齿不清。现出院返家，社区康复科医师为患者制订了一套康复训练计划，社区护士上门进行家庭访视，为患者进行康复训练。患者一直卧床，生命体征平稳，神志时有不清，患侧肢体无任何随意运动。患者家属害怕患者患侧受压，给患者始终安置为仰卧位，并对此时进行运动康复训练存在疑虑。

1. 操作任务　给予患者体位摆放的运动康复训练。

2. 思维解析

1）操作方案评估　患者目前处于发病后2周，为脑卒中软瘫期，生命体征平稳，病情稳定，可以进行早期运动康复训练。患者患侧肢体无任何随意运动，运动功能评定为Brunnstrom Ⅰ期。此期主要是利用各种方法恢复或提高肌张力，诱发肢体的主动运动。具体措施包括在床上进行被动和主动运动，预防并发症及继发性损害，为下一步功能训练做准备。患者目前卧床，神志时有不清，作为运动康复训练的第一步，体位摆放训练应尽早开展。

2）体位摆放　正确体位的摆放是预防因卧床而引起的坠积性肺炎、压疮、肌肉萎缩、关节挛缩和深静脉血栓等并发症的关键措施，是康复护理的专业技术。对于脑卒中患者，常用的体位有仰卧位、健侧卧位和患侧卧位。几种体位应交替摆放，每隔1～2小时为患者变换一次体位。

3）健康教育　着重强调为预防偏瘫患者关节挛缩畸形，应将患者的肢体置于抗痉挛体位。这是为防止或对抗痉挛姿势的出现，保护肩关节，避免半脱位，防止骨盆后倾和髋关节外展、外旋，防止早期诱发分离运动而设计的一种治疗体位，摆放务必准确规范。告知患者及家属，早期训练要定期变换体位，训练要循序渐进，在训练过程中确保患者安全，保持注意力集中。为了加强对患侧的刺激，家属及护理人员应在患侧对患者实施护理，提供喂食、洗漱等生活帮助。

**（二）案例二**

患者，孙××，男性，55岁，有高血压病史10余年。1个月前与人争吵后突然自诉头痛，随即倒地，急送医院检查后诊断为脑出血，左侧肢体偏瘫。出院返家后自我康复训练至今，但好转不明显，目前一直卧床，生活不能自理。患者神志清楚，患侧肢体出现自主运动，有随意出现的共同运动，肢体能在床面移动但不能抬起，肌张力轻微升高，可以完成伸肘动作。患者可以在家属的帮助下进行床上翻身，希望能了解更有效的康复训练方法，尽快恢复肢体运动能力，早日下床行走。

1. 操作任务　给予患者体位转换的运动康复训练。

2. 思维解析

1）操作方案评估　目前患者患侧肢体出现自主运动，有随意出现的共同运动，为Brunnstrom Ⅲ期。出现自主运动后，应鼓励患者以自主运动为主，辅以被动运动，即以健肢带动患肢在床上练习起坐、翻身及患肢运动。患者目前在家属的帮助下可进行床上翻身,因此运动康复训练项目可以开展主动翻身训练。

2)患者评估　主动翻身训练有两种,即摆动翻身法和健腿翻身法。患者肢体能在床面移动但不能抬起,肌力评估为Ⅱ级。肌张力轻微升高,可以完成伸肘动作。对于年轻或能伸肘的患者,建议采取摆动翻身法;而对于患肢肌张力高,屈曲挛缩不能伸肘的患者,则采用健腿翻身法。结合患者情况,应采取摆动翻身法进行训练。

3)翻身姿势　翻身时,双手十指交叉,患手拇指压在健手拇指上方,即 Bobath 式握手。因为大多数患者患侧上肢以屈肌痉挛占优势,Bobath 式握手可以使患侧肩胛骨向前,患肘伸直。

4)利用惯性　指导患者利用惯性完成翻身动作。主动向健侧翻身时,要健侧上肢、躯干带动偏瘫侧上肢先摆向患侧,再反向摆向健侧,利用摆动惯性向健侧旋转身体。主动向患侧翻身时,要健侧上肢带动偏瘫侧上肢摆向健侧,再反向摆向患侧。

5)健康教育　训练要循序渐进,制订的目标要符合患者现状;运动强度适当,不可造成患者意外伤害;充分利用反馈,重视心理护理,训练过程中确保患者安全。

### 四、临床思维要点

运动功能康复训练的临床思维要点在于:应按照人类运动发育规律,先从躯干、肩胛带和骨盆带开始,如体位摆放→翻身→坐起＋坐起平衡＋双膝立位平衡→单膝立位平衡＋坐到站→立位平衡→步行。保证患者在训练过程中衣着合身、易于活动,训练场所宽敞、干净、无障碍;确保患者安全,态度和蔼、多给予鼓励,训练过程中有护士陪同;保证患者自愿参与训练,切勿强迫或带情绪地训练;训练过程中注意观察患者面色、呼吸、脉搏等有无异常,重视患者主诉,发现异常应立刻停止训练。

### 五、自我测试

自我测试 7 - 4 - 1

## 第五节　日常生活活动能力训练

日常生活活动(activities of daily living)是指人们在日常生活中为了照顾自己的衣、食、住、行,保持个人卫生整洁和独立的社会活动所必需的一系列基本活动,是人们为了维持生存和适应生存环境而每天必须反复进行的最基本的、最有共性的活动。日常生活活动的训练目的是帮助康复对象促进和恢复生活自理能力,改善健康状况,提高生活质量。

### 一、学习目标

#### (一)素养目标

(1)能与患者有效沟通,缓解患者焦虑情绪。

（2）能尊重患者人格及生命价值，能从患者角度思考问题。

（3）具有人文护理观念，训练时细致、耐心、全面。

## （二）知识目标

（1）能正确描述日常生活活动的定义。

（2）能正确阐述日常生活活动训练的目的。

（3）能正确阐述日常生活活动能力评定的标准。

（4）能准确说出更衣训练穿脱衣的原则。

（5）能准确说出用餐训练的内容。

## （三）技能目标

（1）能正确对患者进行日常生活活动能力的康复护理评估。

（2）能结合患者情况，正确实施更衣训练并进行康复护理指导。

（3）能结合患者情况，正确实施用餐训练并进行康复护理指导。

# 二、操作流程概述

## （一）目的

（1）有效识别日常生活能力缺陷。通过对患者独立生活能力及残损状况进行测定，准确判断患者日常生活活动能力缺陷的程度及自理程度。

（2）实施个体化的康复护理技术。限制或逆转已经存在的疾病或损伤的影响，防止残疾程度加重。

（3）促进生活自理能力恢复，改善健康状况。帮助患者最大程度地恢复日常生活自理能力，提高生活质量，促进健康，预防疾病，避免意外发生。

（4）开展康复护理教育，提高患者自我康复护理能力。通过对患者及其家属进行必要的康复知识教育，指导和帮助他们掌握技能、树立信心，完成"自我康复护理"，适应生活，重返社会。

## （二）评估

1. 操作方案评估　日常生活活动评定是对患者独立生活能力及残损状况进行测定，常用 Barthel 指数评定，包括进食、洗澡、修饰、穿衣、大小便控制等，共计 10 个项目，总分100 分。日常生活活动能力缺陷程度判定标准：0～20 分，极严重功能缺陷；20～45 分，严重功能缺陷；50～70 分，中度功能缺陷；75～95 分，轻度功能缺陷；100 分，自理。日常生活活动自理程度判定标准：0～35 分，基本完全辅助；35 分，床上自理水平；35～80 分，轮椅生活部分辅助；80 分，轮椅自理水平；80～100 分，大部分自理；100 分，完全自理。

2. 更衣训练评估　包括患者的平衡能力（坐位）、协调能力、肌力、灵敏性、关节的灵活性和感知能力；患者的心理反应、情绪及配合程度；患者是否了解更衣训练的目的、方法、注意事项及配合要点。

3. 用餐训练评估　包括患者的口腔状况、视力状况、呼吸控制力、上肢功能、精神状态、吞咽功能（洼田饮水试验）；患者的心理反应、情绪及配合程度；患者是否了解用餐训练的目的、方法、注意事项及配合要点。

**（三）计划**

1. 环境准备　病室安静整洁,温度适宜,光线充足。

2. 患者准备　了解相关训练目的、方法、注意事项及配合要点。

3. 护士准备　衣帽整洁,修剪指甲,洗手,戴口罩。

4. 用物准备　①更衣训练:开襟上衣、裤子、袜子、鞋。②用餐训练:适用于患者功能状态的餐具、食物、餐桌。

**（四）实施**

图 7-5-1　日常生活活动能力训练流程图

**（五）评价**

图 7-5-2　日常生活活动能力训练评价表

## 三、案例详情与思维解析

**（一）案例一**

> 患者,张××,女,65 岁,退休教师,已婚,育有一子。患者半年前做家务时突然昏倒,送医院被诊断为脑梗死,右侧肢体偏瘫。出院返家后,社区康复科医师为其制订了一套康复训练计划。患者现在可以拄着拐杖走路,四肢协调能力也不断地加强,能在住所周围活动并正常社交。护士对其进行评估,日常生活活动评分为 90 分,其中穿衣为 5 分,上下楼梯为 5 分,其他项目评分均达到自理程度。患者对外在形象和身体隐私比较在意,希望能增强独立生活的能力,独立完成自我整理,想了解有效的康复训练方法。

1. 操作任务　为患者进行更衣训练。

2. 思维解析

1) 操作方案评估　患者为脑梗死偏瘫,目前日常生活活动评分为 90 分,属于轻度功能缺陷,大部分自理。穿衣及上下楼梯评分均为 5 分,为部分帮助程度,其余项目均达到自理水平。结合患者维护外在形象和身体隐私的迫切要求,应为其进行更衣训练。

2) 患者评估　患者能够保持坐位平衡后,才可以指导其进行更衣训练,大部分患者可用单手完成穿脱衣服的动作。在训练之前,除了要评估患者协调能力、肌力、灵敏性、关节状况外,还要评估患者坐位平衡的能力。患者为右侧偏瘫,因此可以指导患者使用左手完成更衣。穿衣时先穿右侧,脱衣时先脱左侧。

3) 健康教育　教会患者正确认识自己的耐力水平,循序渐进;鼓励患者家属积极参与,使家属了解何时帮助及如何帮助患者进行更衣康复训练;有困难者教其使用工具更衣,如拉衣钩、纽扣器、穿袜器等;指导患者选择适合自身情况的衣着,如活动范围受限者应选择宽大、前面开合式衣服,手指协调性较差者可选择带摁扣、拉链、搭扣的衣服。

### （二）案例二

患者，李××，男，72 岁，退休干部，已婚，育有一女。半个月前不慎跌倒，引发脑出血，后并发左侧肢体瘫痪，吞咽障碍，口齿不清。出院后患者一直卧床，生活不能自理，因女儿和女婿工作繁忙，现家中雇佣一个保姆长期照顾，社区医院定期派护理人员上门为其提供护理服务。患者目前日常生活活动评分为 30 分，进餐由保姆喂食。今天患者在进餐时发生呛咳，之后就拒绝进食。经询问，这种情况已经发生不止一次。护士为患者进行吞咽功能评定。洼田饮水试验显示：患者分 3 次喝完 30 ml 的水，且有呛咳，为 4 级。才滕氏吞咽功能评估：4 级，机会误咽。患者家属很着急，希望能针对此情况开展康复护理训练。

1. 操作任务　为患者进行用餐训练。

2. 思维解析

1）操作方案评估　患者为脑出血偏瘫，目前日常生活活动评分为 30 分，属于严重功能缺陷，基本完全辅助。患者有吞咽障碍，且进餐过程中出现呛咳，因而拒绝进餐。因此，目前护士要进行的日常生活活动能力训练为用餐训练，而且应着重于吞咽功能方面的训练。

2）患者评估　患者根据洼田饮水试验的表现评定为 4 级，确定有吞咽障碍。患者经才滕氏吞咽功能评估，结果为 4 级，为机会误咽，即用一般的方法摄食有误咽，但通过一口量调整、姿势调整或咽下代偿后可以有效防止误咽。患者需要就医和进行吞咽训练。根据以上评估，康复训练的内容应重点放在进食姿势、食物和餐具的选择以及吞咽能力的训练

3）进食姿势　患者取坐位，头部前屈，偏瘫侧肩部以枕垫起；喂食者位于患者健侧；对于不能坐位者，一般至少取躯干 30°仰卧位。

4）食物和餐具的选择　应选择密度均一、不易松散和变形、不在黏膜上残留的食物；先少量（3～5 ml）进食，如能顺利吞咽，每次再酌情增加喂食量；先用薄而小的勺子；食物放在健侧舌后部或健侧颊部。

5）改善吞咽的训练　吞咽困难者在进食训练前，应先做吞咽动作训练，包括口唇闭合训练、舌肌运动训练、软腭活动训练、喉部运动训练。在确定无误吞危险并能顺利喝水后，可试行自己进食。可先试进食浓汤、糊状食物、稀粥等流质，逐步过渡到半流质，再从半流质过渡到普食；从少量饮食过渡到正常饮食。

6）健康教育　指导患者在用餐时要细嚼慢咽，尽量不要说话；用餐时要注意观察进食情况，防止误吸；若患者有义齿，应提前取下；训练过程中护理人员或家属不应离开患者，以防发生意外。

### 四、临床思维要点

日常生活活动能力训练的临床思维要点在于：首先将日常生活活动动作分解成若干简单运动方式，由易到难，结合护理特点进行床旁训练。然后，根据患者的残存功能情况，

选择适当的方法完成每个动作,训练要以能完成实际生活情况为目标。若患者肌力不足或协调能力缺乏,可先做一些如加强手指肌力、增强协调能力的准备训练。在某些特定情况下,指导患者使用自助具(为残疾者特制的辅助工具、器皿等)做辅助。

## 五、自我测试

自我测试 7 - 5 - 1

# 第六节　跌 倒 的 干 预

跌倒是一种不能自我控制的意外事件,指个体突发的、不自主的、非故意的体位改变,脚底以外的部位停留在地面或比初始位置更低的平面上。国际疾病分类(ICD - 10)将跌倒分为两类:①从一个平面至另一个平面的跌落;②同一平面的跌倒。

## 一、学习目标

### (一) 素养目标

(1) 能与患者有效沟通,缓解患者焦虑、恐惧情绪。

(2) 具有同理心,尊重关心老年人。

(3) 具有保护老年人隐私、自觉维护老年人权益的观念。

### (二) 知识目标

(1) 能正确描述跌倒的定义。

(2) 能正确阐述跌倒干预的目的。

(3) 能正确阐述跌倒的危险因素。

### (三) 技能目标

(1) 能确定跌倒的危险因素,评估跌倒的风险。

(2) 能根据患者的情况,正确进行跌倒后处理。

(3) 能根据患者的情况,制订跌倒预防措施,干预可控因素。

(4) 能指导患者和(或)照护者识别跌倒的危险因素,主动进行自我防护/他护。

## 二、操作流程概述

### (一) 目的

(1) 维护老年人健康。跌倒是老年人最常见的问题,其发生率随着年龄的增长而增加,是老年人伤残和死亡的重要原因之一,给老年人的身心健康带来严重的影响。

(2) 减轻老年人跌倒后损伤的严重程度。跌倒除了导致老年人因脑血管意外等原因而直接死亡外,还会因骨折或其他损伤而导致残疾与长期卧床,并发肺部感染、压疮等严重后果,做好跌倒后的正确处理及护理至关重要。

（3）减少老年人跌倒发生。了解老年人跌倒的危险因素，评估其跌倒风险，制订预防措施，干预可控因素，减少跌倒的发生。

## （二）评估

1. **操作方案评估**　包括本次跌倒情况及既往史评估。本次跌倒情况主要包括跌倒发生时间、地点；跌倒前有无心悸、眩晕、胸闷、肢体无力、饮酒、服用药物等情况；跌倒时正在进行的活动；跌倒后有无明显外伤、大小便失禁、意识丧失等，当时是否能站立。既往史评估包括跌倒史，如以往跌倒次数、所受伤害及治疗过程，着重从生理因素、病理因素、药物因素、环境因素等方面评估跌倒的危险因素。可以使用评估工具对老年患者跌倒发生的风险进行评估。Morse 跌倒风险评估量表在国内外广泛应用，包括 6 个维度。评分说明：0～24 分，无危险；25～45 分，低度危险；>45 分，高度危险。

2. **患者评估**　包括患者的年龄、病情、意识状态等，心理社会状况及跌倒相关知识的知晓程度，以及是否了解操作的目的、方法、注意事项、配合要点及依从性。

3. **环境评估**　包括环境光线、地面、家具或物品的放置、台阶高度，以及空间栏杆、扶手设置情况；近期是否有改变过室内家具物品位置。老年人的衣着包括鞋子是否合适，行走辅助工具使用是否得当。此外，还需要评估室外环境，包括天气、道路、台阶、人群密度等。

## （三）计划

1. **环境准备**　病室安静整洁，温度适宜，光线充足。

2. **患者准备**　了解操作的目的、方法、注意事项及配合要点。

3. **护士准备**　衣帽整洁，修剪指甲，洗手，戴口罩。

4. **用物准备**　①跌倒后处理：0.9％氯化钠溶液、无菌棉签、安尔碘、无菌持物钳、无菌罐、无菌方纱布、绷带、三角巾、胶布、棉垫、夹板、担架、颈托、固定带、手消毒剂、生活垃圾桶、医用垃圾桶。②预防跌倒护理：Morse 跌倒风险评估量表、健康指导资料。

## （四）实施

图 7-6-1　跌倒干预流程图

## （五）评价

图 7-6-2　跌倒干预评价表

# 三、案例详情与思维解析

## （一）案例一

　　患者，成××，女，72 岁。在家不慎跌倒，左上肢碰到玻璃茶几，玻璃裂口划伤左侧上肢，家人电话请求社区护士上门访视。到达现场后发现，患者躺在地上，神志清楚，脉搏 80 次/分，血压 130/80 mmHg，呼吸 20 次/分。左下肢活动受限，左上肢前臂有一约 2 cm 长的伤口，鲜血直流。经询问了解到，患者跌倒时左侧臀部着地，现感觉左侧臀部剧痛，不能活动。请对患者进行跌倒后紧急处理。

1. 操作任务 遵医嘱予以患者跌倒后紧急处理。

2. 思维解析

1）操作方案评估 患者是老年人,跌倒后不要急于扶起,需先进行全面检查,确定伤情,根据情况进行跌倒后的现场处理。首先应就地评估意识、血压、脉搏等生命体征变化,随后进行全身检查,重点检查着地部位及受伤部位,确认局部有无外伤及骨折。询问患者跌倒情况及跌倒的过程,如跌倒的时间、地点;跌倒前有无头痛、头晕、虚弱乏力等;跌倒后有否意识丧失、受伤、大小便失禁;跌倒时正在进行的活动;跌倒后是否能够自己站起来;有无跌倒史等。对于存在外伤、出血者,立即进行止血包扎,并进一步观察处理。如有骨折,应先固定再搬运,保证搬运平稳。

2）患者评估 患者神志清楚,生命体征平稳,能回忆跌倒过程,无头部受伤及剧烈头痛等异常表现,无内出血及休克征象。患者左上肢前臂有一约 2 cm 长的伤口,活动性出血,应先压迫肱动脉止血再加压包扎,并抬高患肢以控制出血。患者左侧臀部着地,主诉该处剧痛,不能活动,需怀疑局部有骨折或关节脱位,应进行局部固定,担架搬运,并拨打急救电话,护送患者到医院进行进一步处理。

3）健康教育 着重强调老年人跌倒后应及时呼救,按警报铃或打电话。如果在无人的地方跌倒,先深呼吸,放松情绪,自我检查身体有无损伤。若受伤不严重,可采取正确步骤自行起身,向前来救助的人汇报跌倒情况;若受伤较严重,不能自行起身,则在呼救后尽量保持温暖,可取用任何伸手能够到的衣物,轻轻活动未受伤肢体,防止局部过度受压。

## （二）案例二

> 患者,卫××,女,66 岁,事业单位退休干部。3 天前在家做家务时不小心跌倒,自行呼叫救护车去医院,经检查右侧额头部位有轻微擦伤,目前居家休息。其女儿担心再次发生意外,申请社区护士来家中进行健康指导。患者患高血压 8 年,类风湿关节炎 10 年,关节僵硬,不能抬腿,拖脚走路。3 天前早饭后服用了降血压药物,随后在厨房收拾餐具。因空间狭窄、地面瓷砖湿滑,加上拖鞋过大滑脱,导致她在转身时跌倒。患者觉得女儿大惊小怪,认为没必要接受健康指导,对护士的评估提醒漠视。

1. 操作任务 为患者进行预防跌倒的护理干预。

2. 思维解析

1）操作方案评估 使用 Morse 跌倒风险评估量表对患者进行评估。患者曾跌倒过（25 分）,有 2 个医学诊断（15 分）,使用抗高血压药物（25 分）,步态损伤（20 分）,过于自信（15 分）,总得分为 100 分。根据评分标准,该患者跌倒风险＞45 分,为高度危险,应给予预防跌倒的护理干预。

2）患者评估 生理因素方面,患者是 66 岁的老年人,跌倒的发生率随着年龄的增长而升高。同时,女性发生跌倒的概率明显大于男性,且更容易受伤。病理因素方面,患者有 10 年类风湿关节炎病史,导致躯体活动障碍,同时高血压也有引发代谢或生理功能紊乱及慢性疾病急性发作的可能。药物因素方面,患者服用降压药可能出现感觉迟缓、眩晕、平衡调节下降、低血压等情况,其服用药物后立即活动,因而增加了跌倒风险。环境因素方面,患者在厨房跌倒,空间狭窄且有障碍物,地面湿滑,所穿鞋子不合脚又无防滑功能,同时存在转身过猛的不安全行为习惯,这些都是跌倒的危险因素。

3）健康教育　根据以上评估,确定老年人跌倒的危险因素,应从以下几点有针对性地制订预防老年人跌倒的指导措施:①增强防跌倒意识,加强防跌倒知识和技能的宣教;②合理运动,饮食均衡,防治骨质疏松;③积极治疗原发病;④合理用药,按医嘱正确服药,服用降压药后避免长时间站立导致体位性低血压;⑤选择适当的辅助工具,如拐杖;⑥创造安全的环境,室内明亮,地面干燥、平坦、整洁等;⑦衣着舒适、合身,尽量避免穿拖鞋、过大的鞋以及易滑倒的鞋;⑧调整生活方式,如转身、转头时动作一定要慢,保持步态平稳,起身、下床时宜放慢速度,晚上床旁尽量放置小便器等。

## 四、临床思维要点

跌倒干预的临床思维要点在于:患者如发生跌倒,在进行现场紧急处理及医院诊治后,要查找跌倒的危险因素,评估跌倒风险,制订预防措施及方案。患者跌倒后,要在全面评估、检查、确定伤情的基础上,及时处理因跌倒导致的伤害。目前,预防跌倒和再跌倒最有效的方法依然是识别导致个体发生跌倒的危险因素,并采取针对性的预防措施。同时,还需加强宣教,提高患者防跌倒意识,确保预防跌倒的相关护理措施得到落实。

## 五、自我测试

自我测试 7-6 1

# 参 考 文 献

［1］Tracy Levett‐Jones,著//刘萍,译.护理临床思维(翻译版)[M].北京:人民卫生出版社,2022.

［2］李小寒,尚少梅.基础护理学[M].7版.北京:人民卫生出版社,2022.

［3］晏利姣,高尚谦,韩柳,等.护理临床实践指南临床应用的方法学研究[J].中国循证医学杂志,2019,
19(7):863‐870.

［4］中华人民共和国国家卫生健康委员会.静脉治疗护理技术操作标准:WS/T 433—
2023[S].[2023‐09‐05].http://www.nhc.gov.cn/wjw/pjl/202309/596da87e29c
24708b531ca226485cdf2/files/6377cea1a74f45b3ae5af0eff974cf25.pdf.

［5］卢苇,邱艳容,王小芳.静脉治疗护理技术操作标准化程序[M].北京:化学工业出版社,2017.

［6］中国医师协会输血科医师分会,中华医学会临床输血学分会.特殊情况紧急抢救输血推荐方案[J].
中国输血杂志,2014,27(1):1‐3.

［7］Blakeman T C, Scott J B, Yoder M A, et al. AARC clinical practice guidelines: Artificial airway
suctioning [J]. Respir Care, 2022,67(2):258‐271.

［8］European Pressure Ulcer Advisory Panel, National Pressure Injury Advisory Panel, Pan Pacific
Pressure Injury Aliance. Preventon and treatment of pressure ulcers/injuries: clinical practice
guideline [EB/OL](2019‐11‐15)[2024‐06‐01]https://www.epuap.org/pu-guidelines/.

［9］中华医学会糖尿病学分会.中国糖尿病防治指南(2024版)[J].中华糖尿病杂志,2025,17(1):
16‐139.

［10］中华医学会临床药学分会,中国医药教育协会药事管理专业委员会,临床合理用药专业委员会.雾
化吸入疗法合理用药专家共识(2024版)[J].医药导报,2024,43(09):1355‐1368.

［11］中华护理学会妇产科专业委员会.产科护理操作规范[M].北京:人民卫生出版社,2025.

［12］中华医学会围产医学分会,中华医学会妇产科学分会产科学组,中华护理学会产科护理专业委员
会,等.中国新生儿早期基本保健技术专家共识(2020)[J].中华围产医学杂志,2020,23(7):
433‐440.

［13］中华预防医学会儿童保健分会.婴幼儿喂养与营养指南[J].中国妇幼健康研究,2019,30(4):
392‐417.

［14］鲜于云艳,张智霞,张美芳,等.新型冠状病毒肺炎患者机械通气护理管理专家共识[J].中华护理杂
志,2020,55(08):1179.

［15］中华医学会急诊医学分会复苏学组,成人体外心肺复苏专家共识组.成人体外心肺复苏专家共识
[J].中华急诊医学杂志,2018,27(1):8.

［16］中华医学会烧伤外科学分会康复与护理学组,上海护理学会重症监护专委会.吸入性损伤人工气道
护理的专家共识[J].海军医学杂志,2023,44(1):1‐6.

［17］National Center for Emerging and Zoonotic In fectious Diseases. Use and application of the Ventilator
Associated Event (VAE) protocol [EB/OL]. (2022‐03‐01)[2024‐02‐15]. https://www.cdc.gov/
nhsn/pdfs/training/2022/vae protocol‐508.pdf.

［18］岳丽青,李幸,刘鹏,等.多参数监护仪临床警报管理实践指南(2020 版)简版[J].中国护理管理,2021,21(05):758－765.

［19］中国高血压防治指南修订委员会,高血压联盟(中国),中国医疗保健国际交流促进会高血压分会,等.中国高血压防治指南(2024 年修订版)[J].中华高血压杂志(中英文),2024,32(7):603－700

［20］朱鸣雷,刘晓红,董碧蓉,等.老年共病管理中国专家共识(2023)[J].中国临床保健杂志,2023,26(5):577－584.

［21］Gorski L A, Hadaway L, Hagle M E, et al. Infusion therapy standards of practice, 8th edition [J]. J Infus Nurs, 2021,44(1S Suppl 1):S1－S224.